Die Informationen in diesem Buch dienen der ganzheitlichen Bildung.
Sie sind nicht zur Diagnose oder Behandlung gesundheitlicher Probleme gedacht und ersetzen keine Therapie.
Der Inhalt des Buches dient als Ergänzung zur rationalen Medizin.

1. Auflage 2024

www.spirit-rainbow-verlag.de

Printed in Germany

Gestaltung, Druck und Vertrieb:
Druck- & Verlagshaus Mainz
Süsterfeldstraße 83
52072 Aachen

ISBN-10: 3-911109-09-1
ISBN-13: 978-3-911109-09-3

Ursprungstext: Charaka Samhita

Bilder: Pixabay
www.pixabay.com

Herausgeber: Bastian Wittig

Übersetzungs- und Zitierhinweis:

Um die Verständlichkeit und Zugänglichkeit der uralten Weisheiten zu erhöhen, wurden die Sanskrit-Verse frei übersetzt: leicht verständliche Begriffe statt der vedischen Fachausdrücke, integrierte persönliche Anreden, ergänzende Schlussfolgerungen (in Gedankenstriche eingebettet).
Beim Zitieren der Charaka Samhita aus diesem Buch ist daher der Hinweis „freie Übersetzung nach Bastian Wittig“ zu nennen.

Für den Buchdruck wurde FSC®-zertifiziertes Papier verwendet.
Ein Zeichen für verantwortungsvolle Waldwirtschaft.

Weisheiten des Ayurveda

PERLEN DER
CHARAKA SAMHITA

Einführung

Ayurveda gilt als die älteste Heilkunde der Welt und „Mutter" der ganzheitlichen Medizin. Heute ist Ayurveda eine von der WHO anerkannte medizinische Wissenschaft. Das Wissens-Spektrum umfasst komplexe Diagnose-Formen zur Erforschung der tieferliegenden Krankheitsursachen und reicht schließlich bis hin zu vielfältigen Therapie-Formen, die – individuell abgestimmt – das innere Gleichgewicht wiederherstellen. Drei übergeordnete Anwendungsbereiche werden systematisch gegliedert in:

Die köperorientierte Therapie (*Yuktivyapashraya Chikitsa*)
Dieser am meisten angewandte Therapiezweig umfasst u.a. Ernährungs- und Verhaltens-Medizin sowie die Kräuter-Therapie und die Entgiftungsverfahren. Diese Verfahren zielen auf die Korrektur des inneren Körpermilieus. Zahlreiche empirische Studien dokumentieren bahnbrechende Therapie-Erfolge bei chronischen Erkrankungen.

Die psychologische Therapie (*Sattvavajaya Chikitsa*)
Immer mehr erforscht und etabliert sind die nachhaltigen Methoden der ayurvedischen Geistesheilkunde. Diese setzt unter anderem auf die nachhaltige Selbstreflexion, die Stärkung der positiven Selbstwahrnehmung, das Beleuchten der eigenen Erinnerungen, praktisches Wissen, Konzentration und Achtsamkeit sowie das Analysieren und Verändern von Denkmustern und inneren Überzeugungen.

Die metaphysische Therapie (*Daivavyapashraya Chikitsa*)
Sie ist auch als „spirituelle Therapie" bekannt. Bei diesem Anwendungsbereich geht es um das Wiederfinden unseres tiefsten Kerns – in der Grundannahme, dass wir Menschen Teil von einem großen Ganzen sind und die materielle Welt letztlich nur ein Bruchteil der Wirklichkeit widerspiegelt. Im Rahmen der modernen Wissenschaft kommen immer mehr phänomenale Erkenntnisse ans Licht, welche die ayurvedischen Auffassungen bestätigen – so zum Beispiel in der Quantenphysik. Im Rahmen der medizinischen Wissenschaft zeigen neueste Studien, wie positiv sich u.a. der Glaube an „etwas Höheres", Dankbarkeit oder ein inneres Verbundenheitsgefühl auf die Gesundheit auswirken.

»Sieh die Welt mit dem Licht der Weisheit und erblicke die Schönheit des Lebens!«

Mit diesem kleinen Buch greife ich den zuletzt benannten Anwendungsbereich (die spirituelle Therapie) auf und möchte dir mit den ursprünglichen Weisheiten des Ayurveda eine Inspiration auf deinen persönlichen Lebensweg mitgeben.
Da wir gerade jetzt in einer ganz besonderen Zeit leben, wo die Hoffnung auf eine bessere Zukunft mehr denn je gefragt ist, findest du im Nachwort die ayurvedische Sichtweise auf Epidemien bzw. Pandemien.

Insgesamt handelt es sich um eine ausgewählte Sammlung von Versen aus der Urschrift des Ayurveda, der sogenannten *Charaka Samhita* (wörtl.: "die Sammlung des *Charaka*"). Diese Schrift ist über zweieinhalbtausend Jahre alt und liefert uns in 120 umfangreichen Kapiteln die Grundprinzipien der Ayurveda-Medizin.

Dieses Buch konzentriert sich vorrangig auf die spirituelle Ebene der umfassenden Ayurveda-Lehre. Da die *Charaka Samhita* als ein komplexes Lehrwerk für Ayurveda-Ärzte verfasst wurde und zudem an die alt-indische Kultur angelehnt ist, habe ich für dich wertvolle Verse zeit- und sinngemäß übersetzt. Fantastische Natur-Impressionen transportieren die kraftvollen Botschaften noch mehr in dein Herz und verleihen deinen heilsamen Gedanken noch mehr Innigkeit.

Somit ist das zugrundeliegende Werk weniger zum geradlinigen Durchlesen gedacht, sondern viel eher als ein „Begleiter" zu sehen, den du für dich spontan und intuitiv nutzen kannst, um deinen persönlichen Erkenntnisweg zu bereichern. Dabei wünsche ich dir ganz viel Freude und Inspiration.

Möge Ayurveda stets ein Licht auf deinem Wege sein!

Bastian Wittig

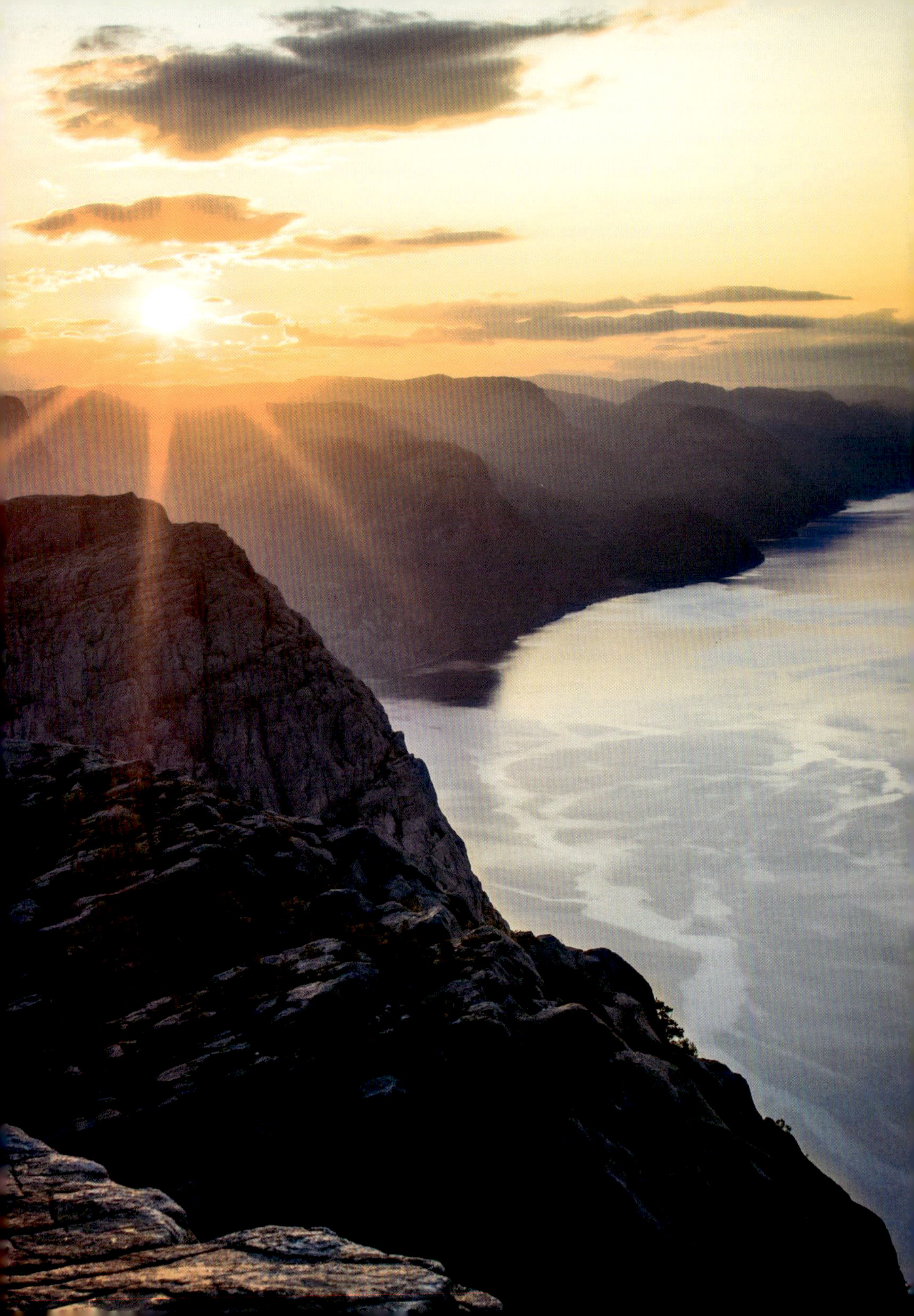

Als Krankheiten begannen
das Leben zu erschweren
und wertvolle Lebenszeit nahmen,
wurden sie zugleich Hindernis
für des Menschen größte Schätze:
Die Hingabe zum Lebensquell, die Gabe loszulassen,
die Fähigkeit stets zu lernen
und über sich hinauszuwachsen,
zu vertrauen und aus der innigsten Freude
seines Selbst zu leben.

Daher nun wurde Ayurveda
in den Herzen weiser Menschen geboren.

– So lebt Ayurveda auch in dir –

SŪTRA STHĀNA 1.6-7

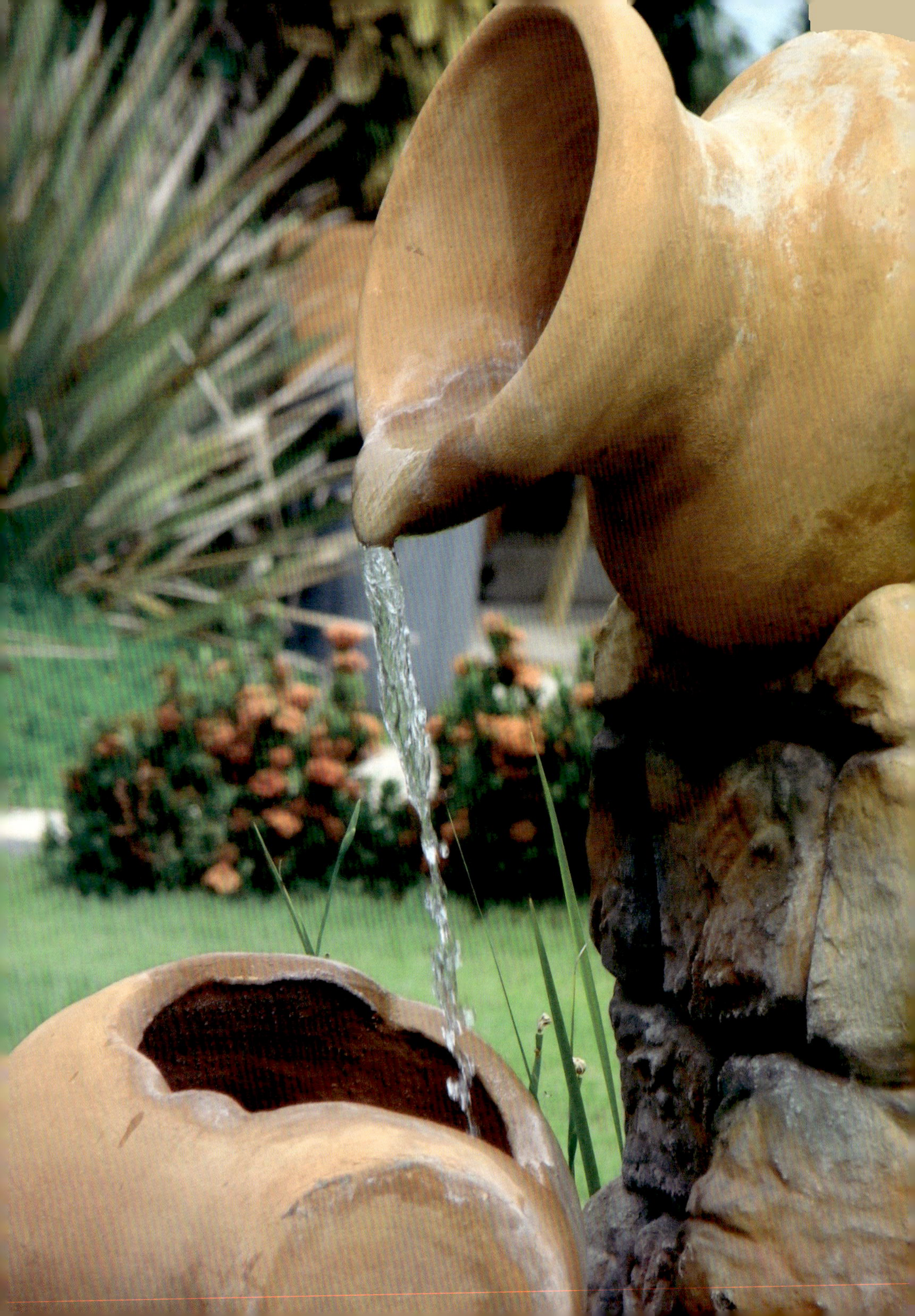

Während Krankheiten

das Wohlergehen

und das Leben selbst zerstören,

ist Gesundheit die beste Quelle

für Wohlwollen,

Fülle im Leben,

Zufriedenheit

und Selbstverwirklichung.

– Also fördere deine Gesundheit

nicht nur der Gesundheit wegen,

sondern auch für das Wohl in der Welt

und dein höchstes Glück –

SŪTRA STHĀNA 1.15

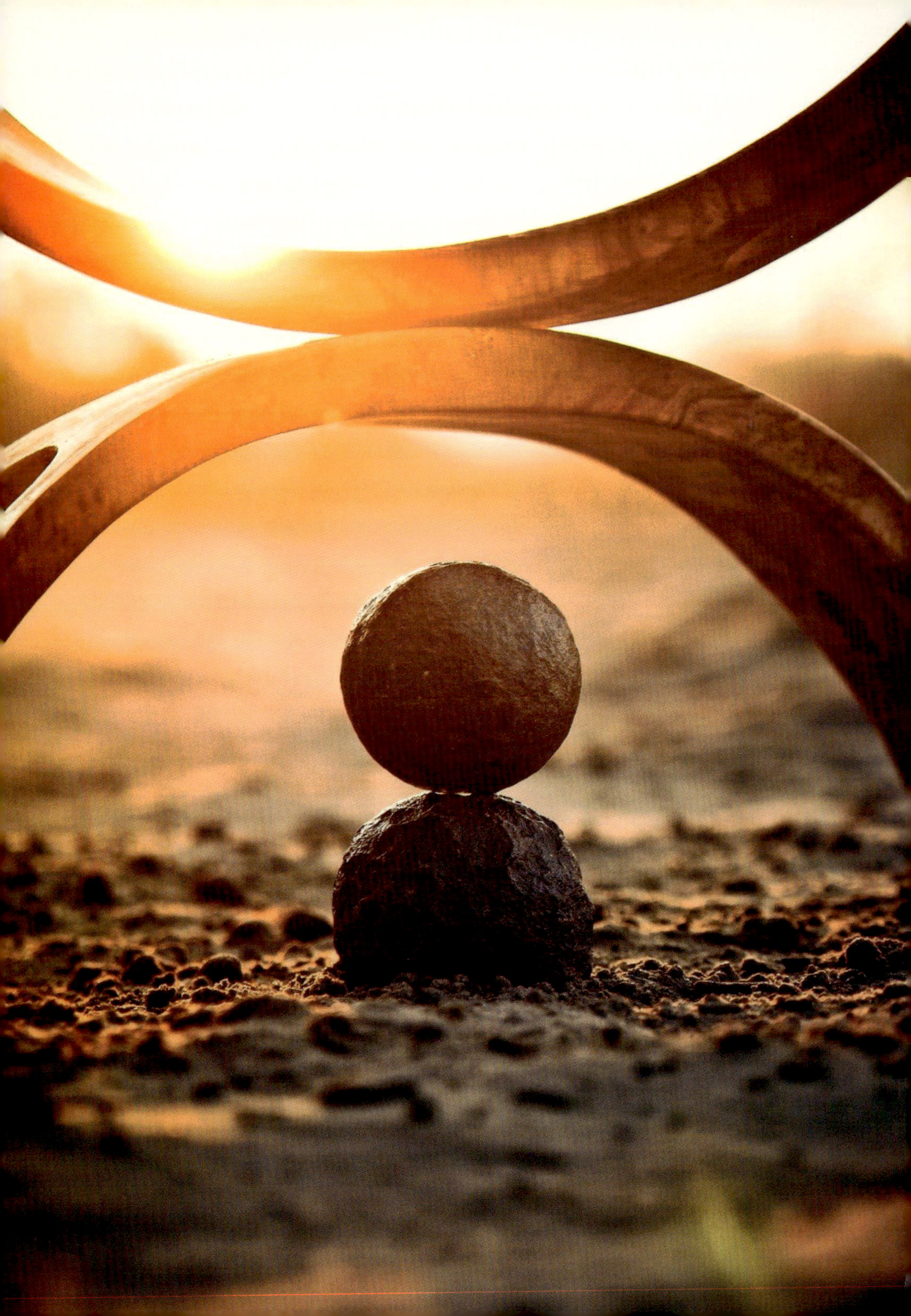

Ayurveda bietet das Wissen
über die Entstehung von Krankheiten,
deren Ausdruck und Behandlung
– kluge Wege sowohl für die Gesunden
als auch für die Kranken.

Dieses dreigliedrige Wissen
setzt sich auf undenkbare Zeit fort
und gründet seit Anbeginn
im bewussten Schöpfergeist.

SŪTRA STHĀNA 1.24

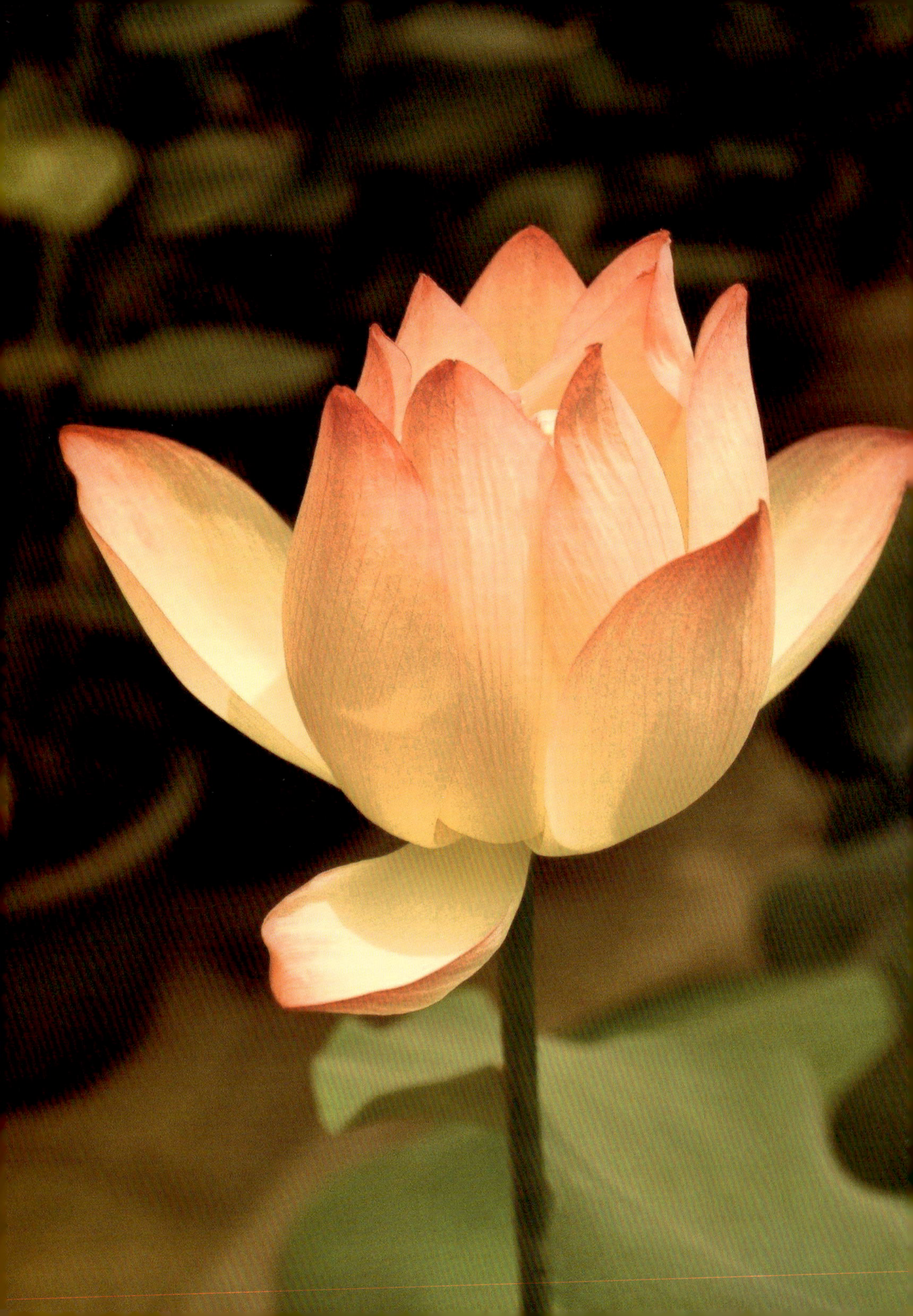

Gutes und schlechtes Leben,
glückliches und unglückliches Leben,
das, was für das Leben gesund
und ungesund ist,
die Langlebigkeit
und das Leben selbst;
wo all dies Wissen verankert ist,
dies nennt man Ayurveda,
das Wissen vom Leben.

– Dies lebendige Wissen ist unzertrennlich
von deinem innersten Sein –

SŪTRA STHĀNA 1.41

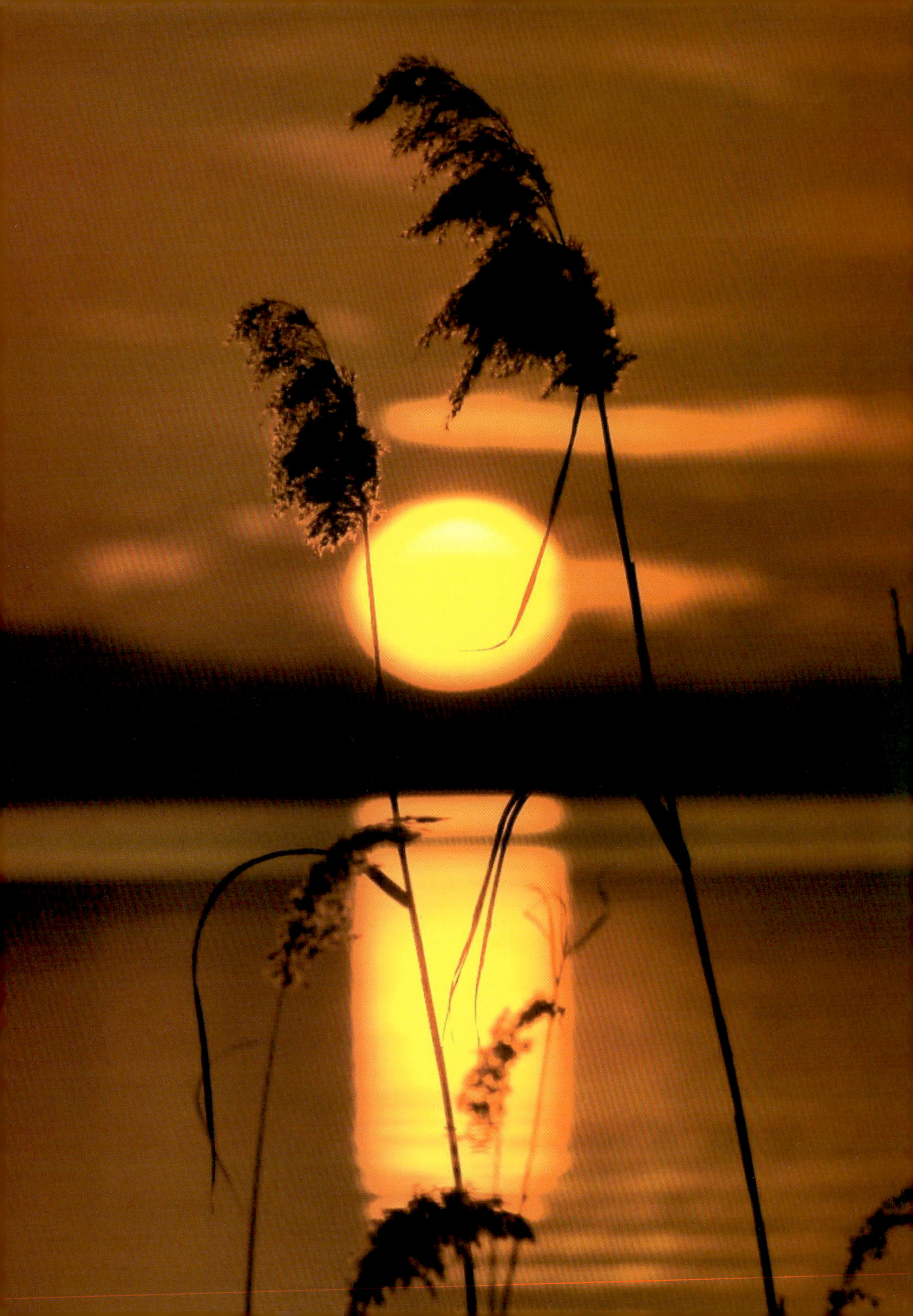

Leben ist das Eins-Sein
von Körper, Sinnen, Geist
und dem höchsten Bewusstsein.
Es ist auch bekannt
als das, was erhält,
als das, was atmet,
als das, was sich stets fortsetzt,
als das, was zwischen Vergangenheit und Zukunft
das entscheidende Glied ist.

– Lebe und spüre dieses Leben immerfort –

SŪTRA STHĀNA 1.42

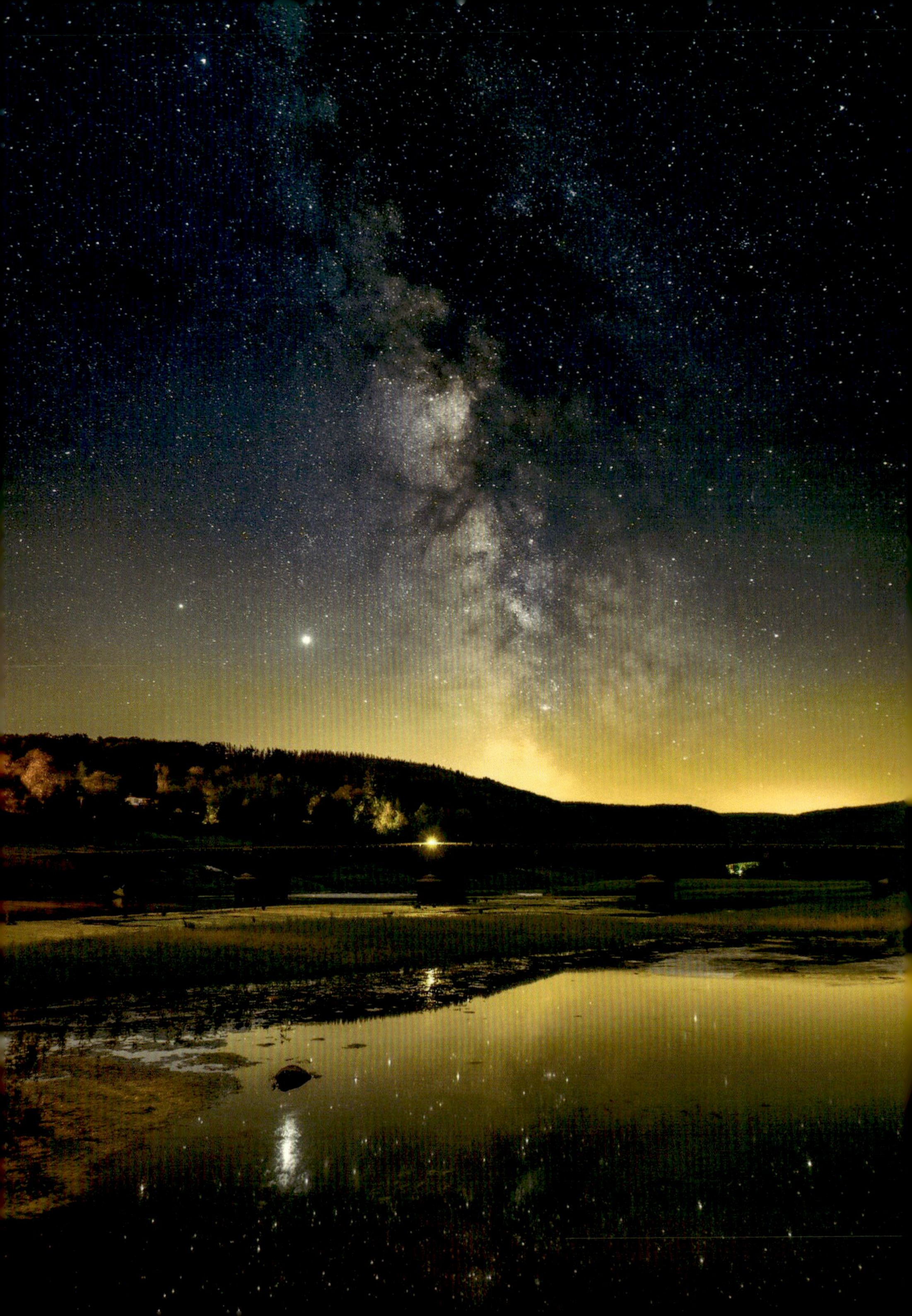

Weise Menschen
betrachten Ayurveda
als eine erhabene Wissenschaft.
Denn das Wissen vom Leben
bringt dir für beide Welten Glück
– für das gegenwärtige Leben
und für das Leben danach.

SŪTRA STHĀNA 1.43

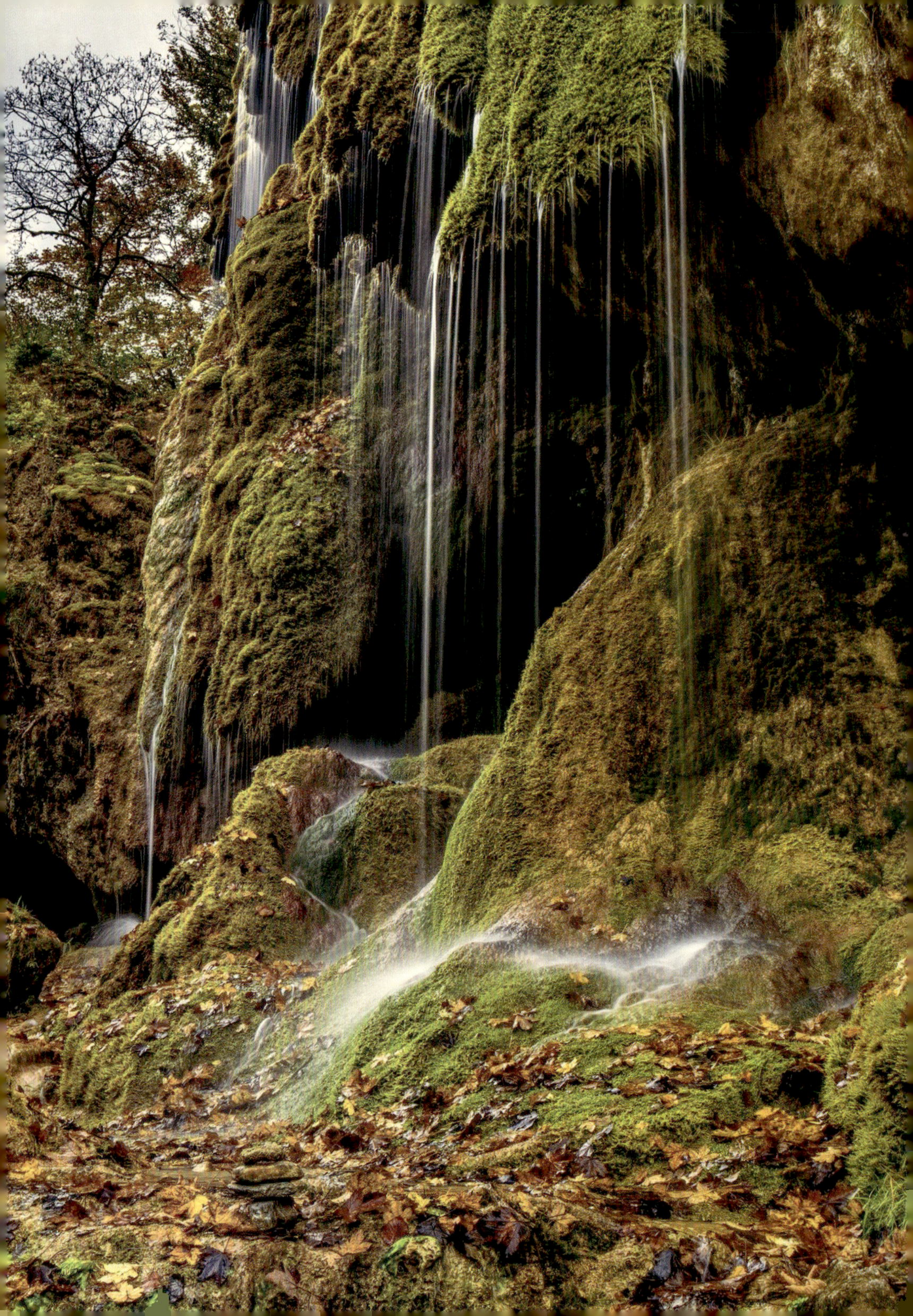

Körper, Geist und Seele

– diese drei sind wie ein Stativ.

Durch ihre Einheit wird die Existenz

der lebendigen Welt aufrechterhalten.

Sie sind das Fundament für alles,

was gegenwärtig existiert.

– Spüre und erfahre die Tiefe des Lebens

durch die magische Dreiheit

aus Körper, Geist und Seele –

SŪTRA STHĀNA 1.46

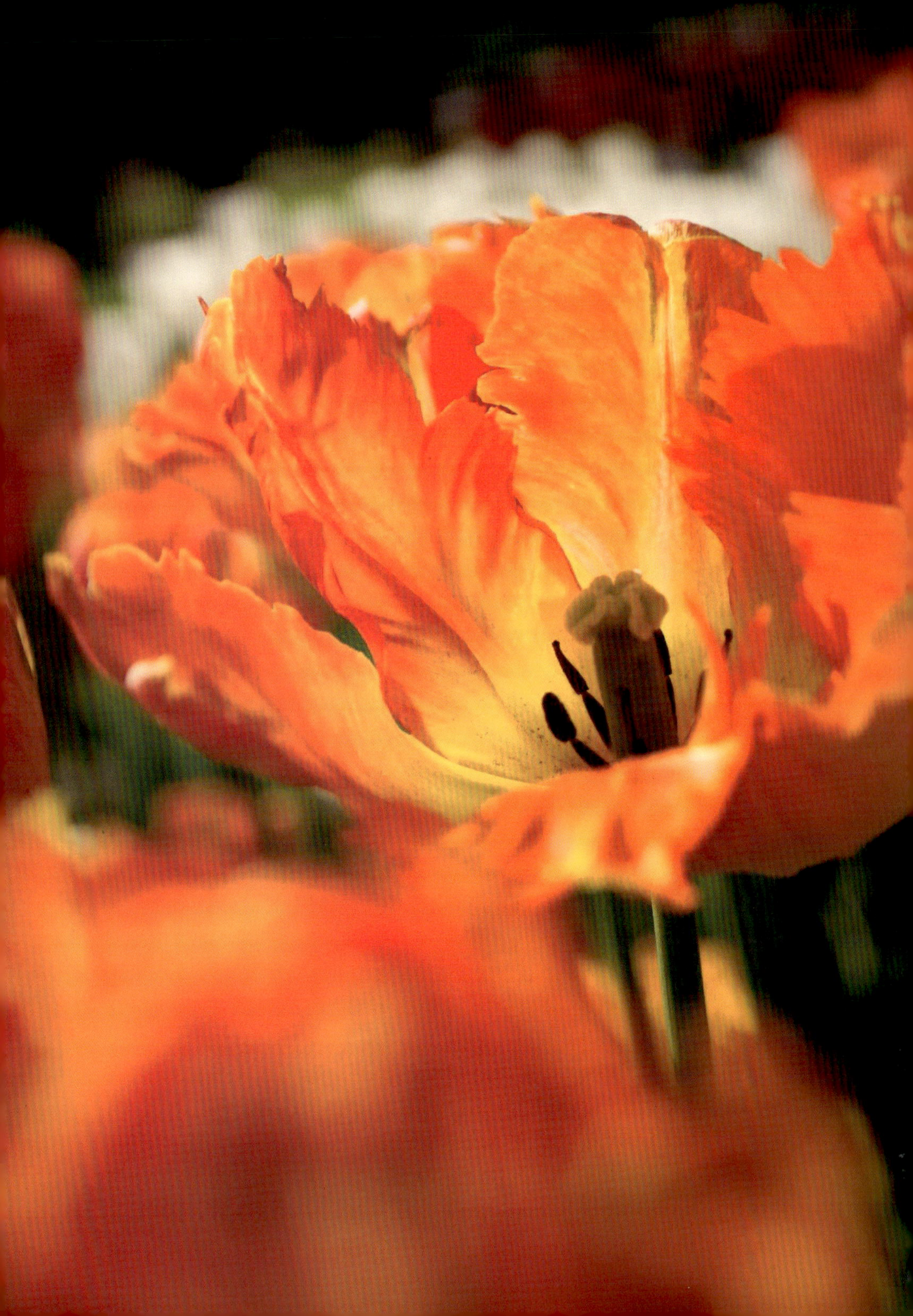

Das höchste Selbst
ist frei von allen Krankheiten
und unberührbar.
Es ist die Ursache des Bewusstseins.
Es ist ewig
und der stille Beobachter
aller Geschehnisse.

SŪTRA STHĀNA 1.56

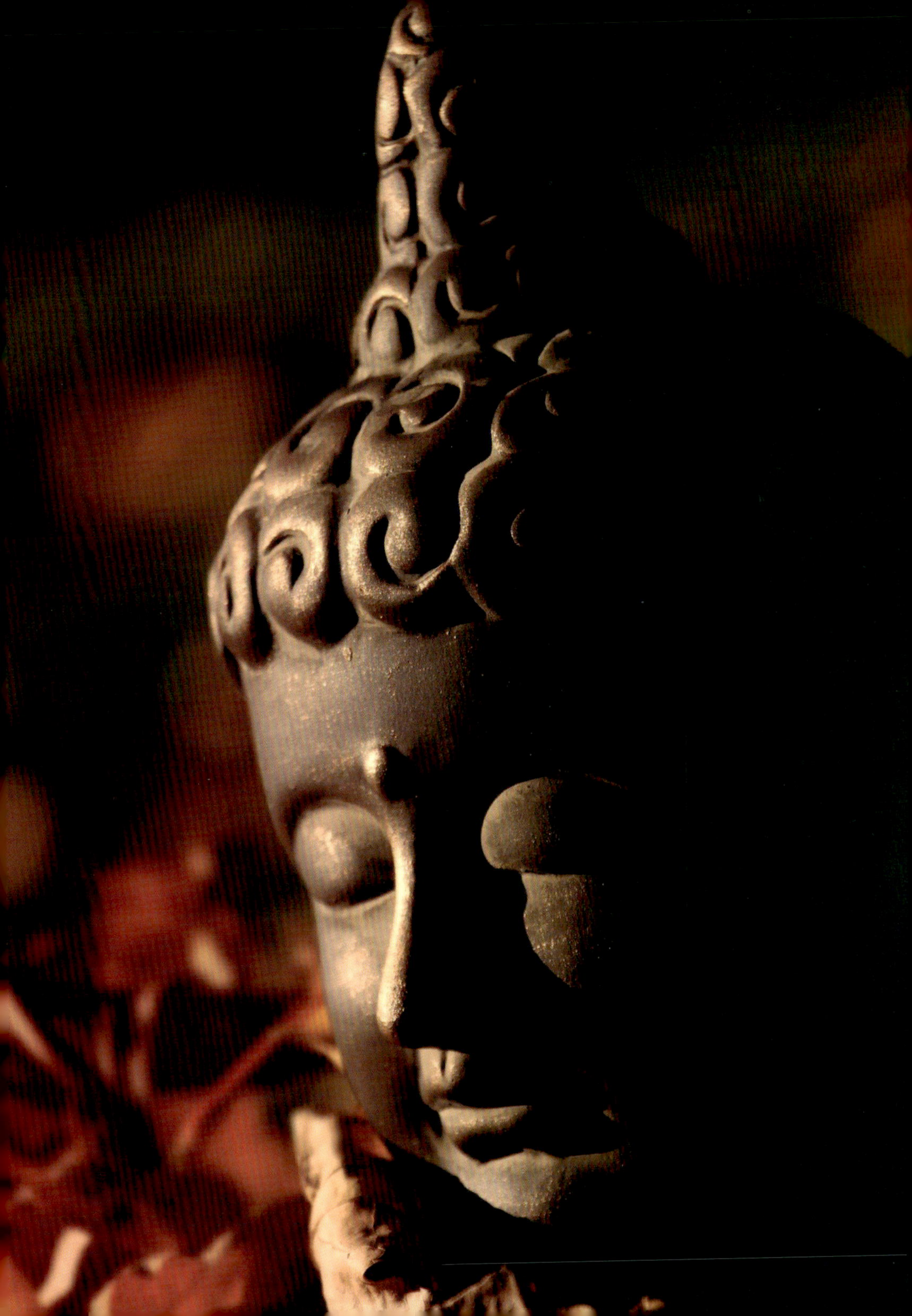

So wie der Herr einer Stadt
in den Angelegenheiten seiner Stadt
und ein Wagenlenker
in der Beherrschung seines Wagens,
so sollte ein kluger Mensch
immer wachsam sein,
wenn es um die Pflege
seines eigenen Körpers geht.

SŪTRA STHĀNA 5.103

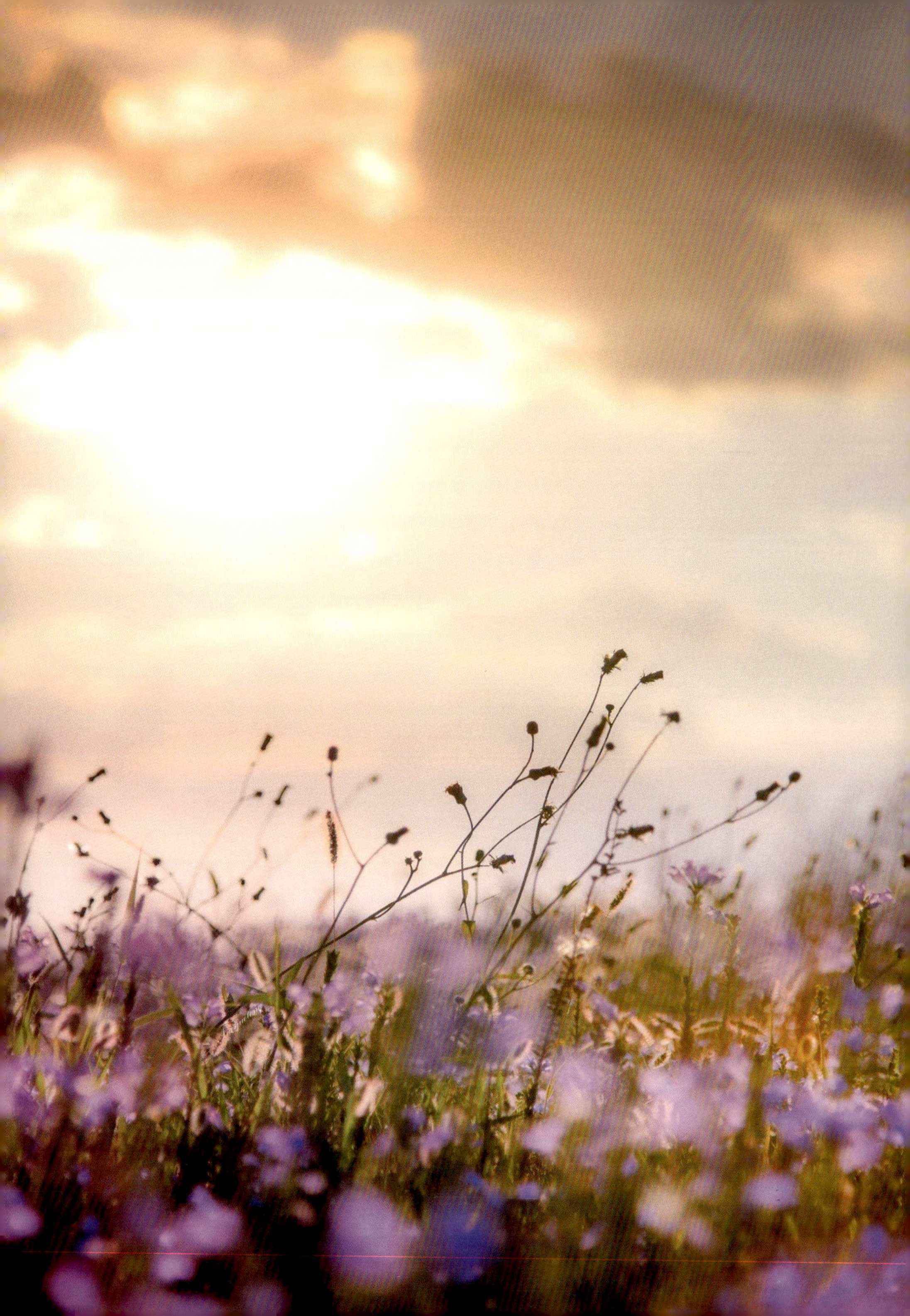

Nichts ist, wie es scheint.

Denn die Dinge der Wahrnehmung
werden von deinem Geist gestaltet.
Und je nachdem
wie du im Geist eingestellt bist,
nimmst du die Dinge wahr
und erschaffst deine eigene Welt.

SŪTRA STHĀNA 8.16

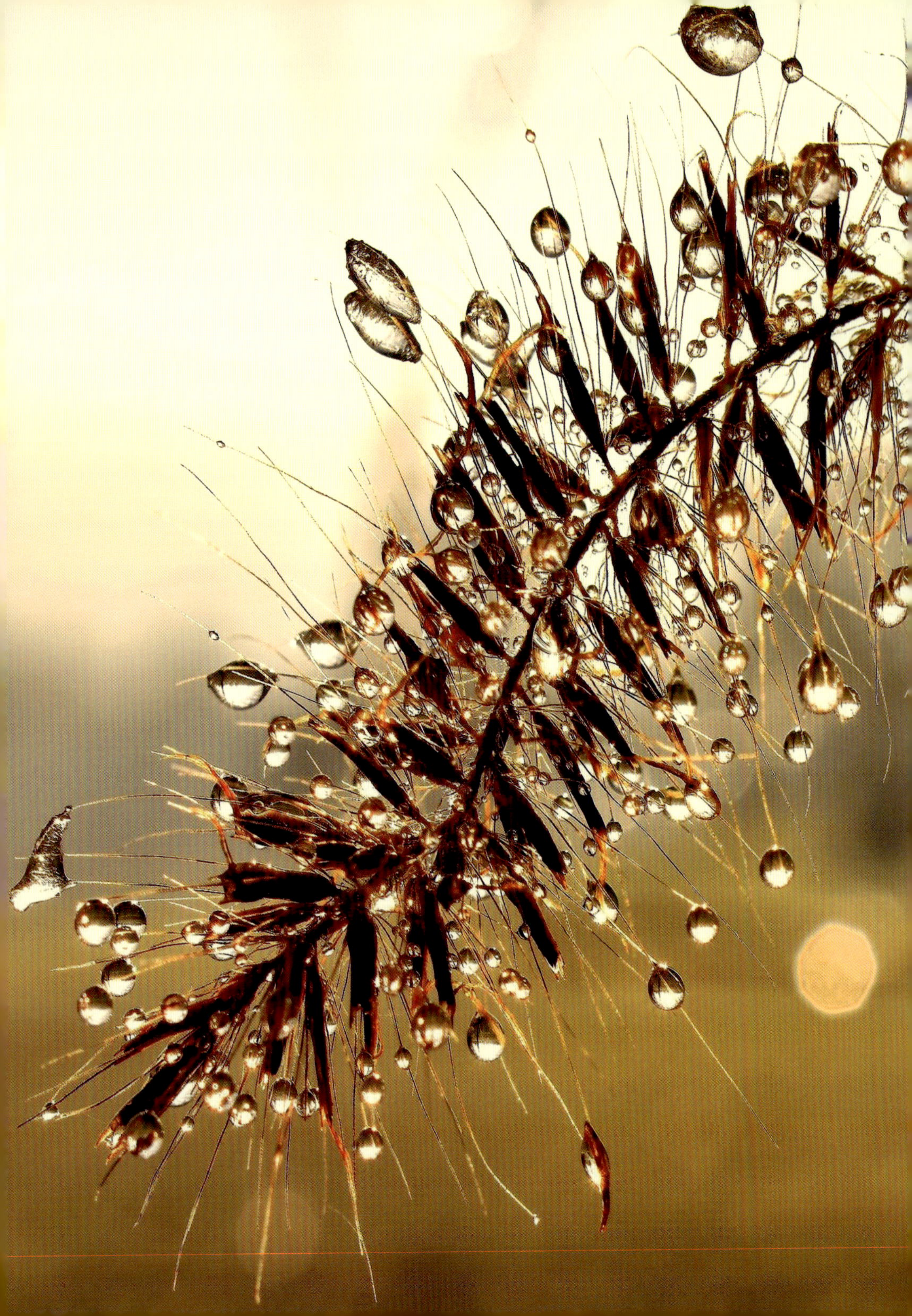

Man sollte nicht allen vertrauen.

Man sollte nicht allen misstrauen.

– Man sollte vor allem an sich selbst glauben –

SŪTRA STHĀNA 8.26

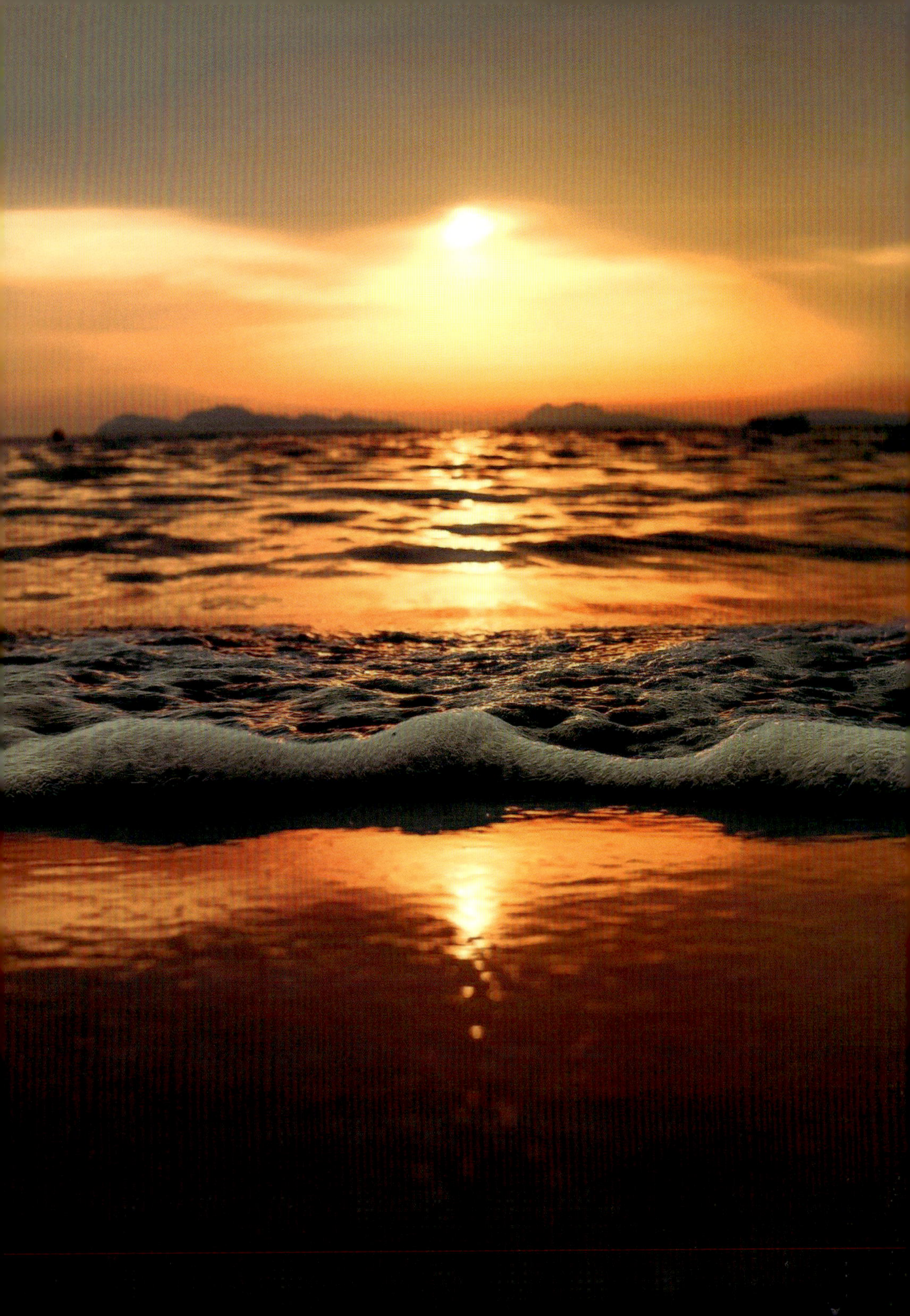

Man sollte sich weder
über Errungenschaften aufspielen
noch verzweifelt sein über Verluste.
Erinnere dich stattdessen lieber
an deine tiefere Natur.

SŪTRA STHĀNA 8.27

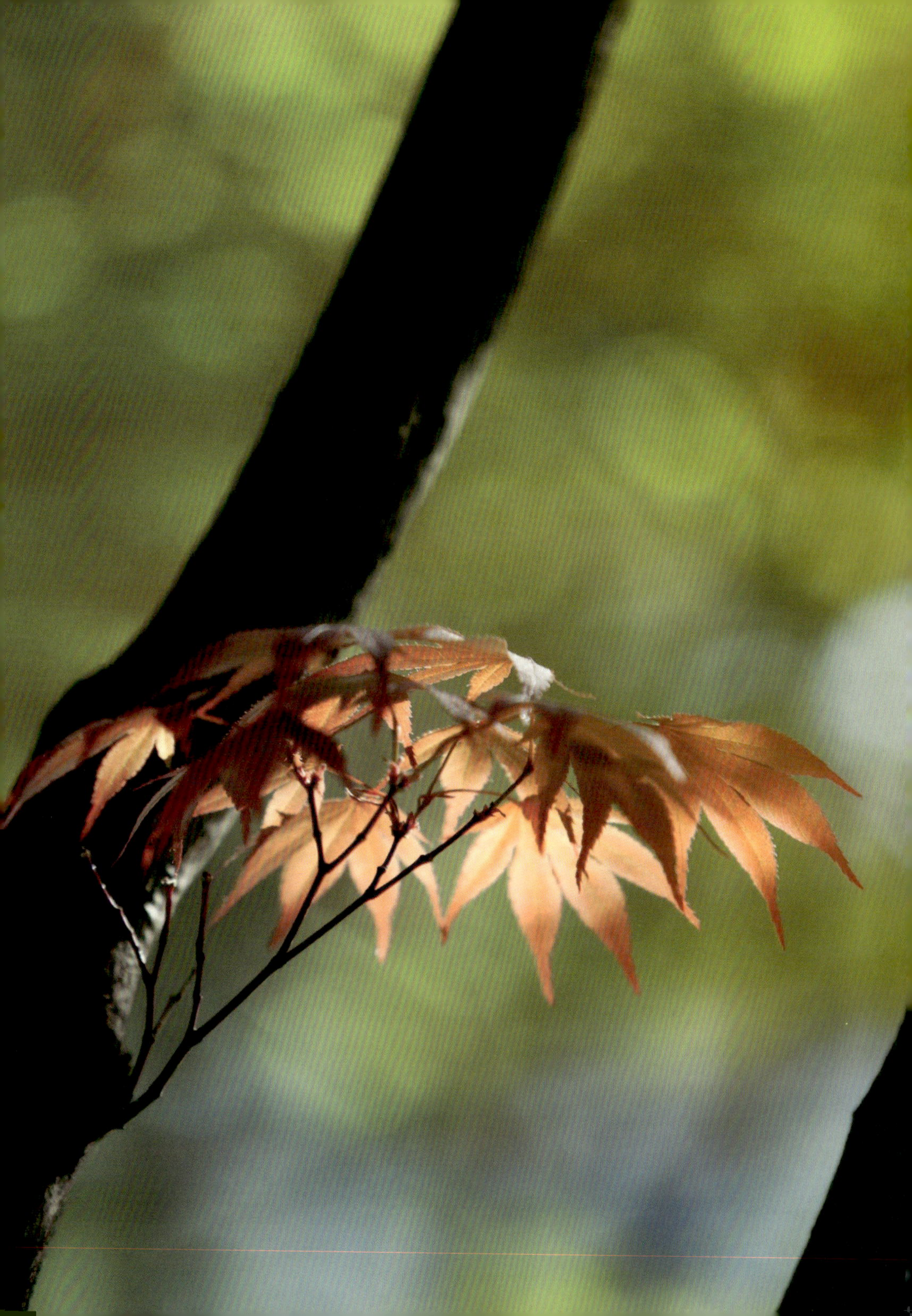

Offen dafür zu sein,
dass Ursache und Wirkung
sowohl von guten als auch von schlechten Taten
immer ihr entsprechendes Ergebnis haben,
ist der Schlüssel zu deinem Glück.

– Vertraue darauf
und handle stets nach edlen Werten –

SŪTRA STHĀNA 8.27

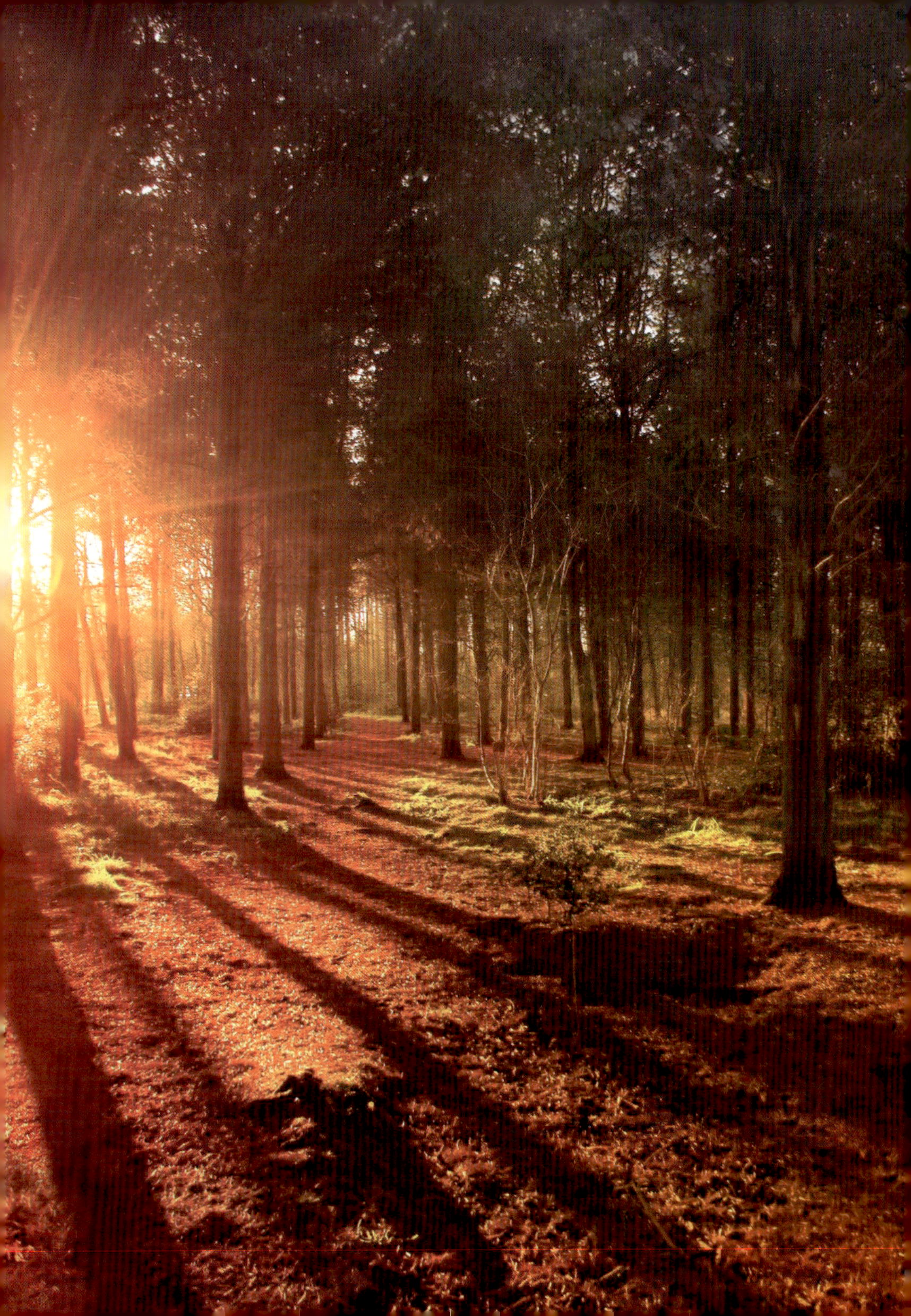

Heil sein heißt hervorzugehen
aus dem alten Schatten.

Gib daher nie den Mut auf!
Sei offen für neue Handlungsmöglichkeiten!
Und anstatt dich an deine Kränkungen zu erinnern,
sieh die Welt in einem neuen Licht!

– So liegt das Glück in deiner Hand –

SŪTRA STHĀNA 8.27

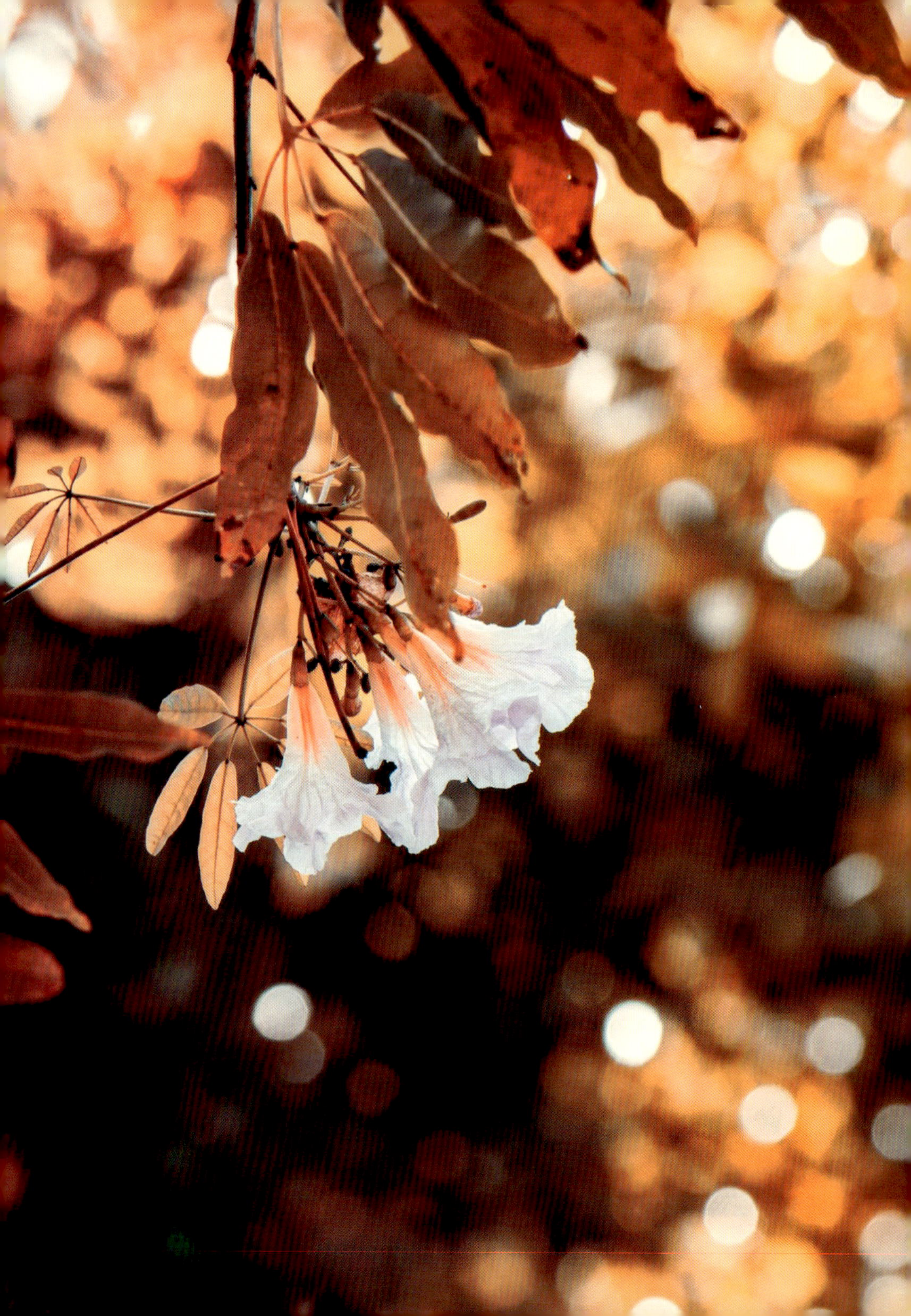

Reise zu deinen Lebenszielen
stets auf dem Pfad der Selbstbeherrschung,
des Wissens, der Nächstenliebe,
der Freundschaft, des Mitgefühls,
der Heiterkeit, der inneren Losgelöstheit
und des Friedens.

– Und dein Glück wird grenzenlos –

SŪTRA STHĀNA 8.29

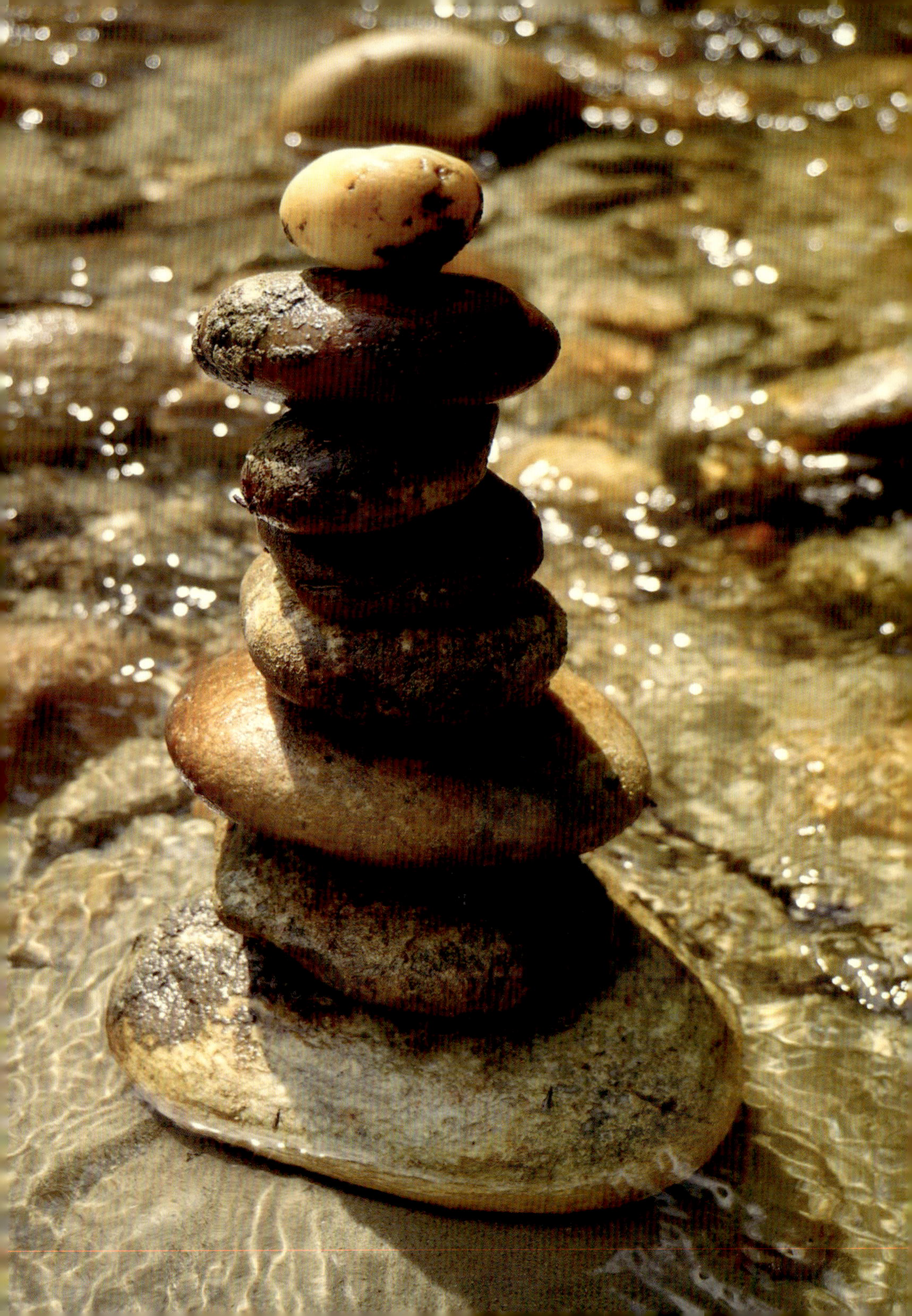

Ungleichgewicht
des Körperinneren ist Krankheit
und sein Gleichgewicht ist Gesundheit.

Ungleichgewicht führt zu Unglück
und Gleichgewicht führt zu Glück.

– Finde dein Gleichgewicht,
so findest du dein Glück –

SŪTRA STHĀNA 9.4

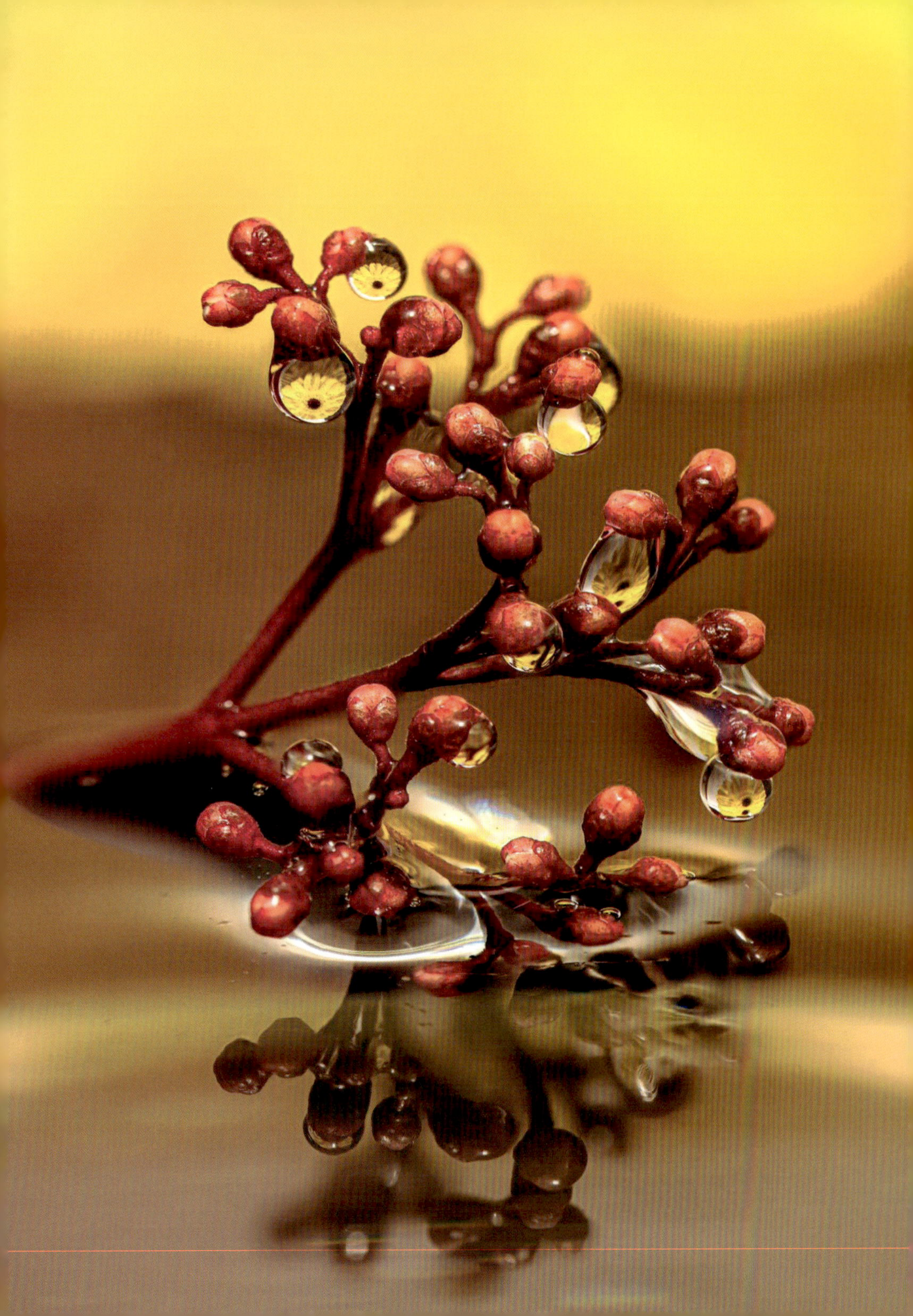

Ein Mensch, der wahrhaftig heilt,
besitzt nicht nur edle Eigenschaften
– wie die Verinnerlichung von authentischem Wissen,
umfangreiche praktische Erfahrung
und Geschicklichkeit –
sondern pflegt auch die Reinheit
von Körper und Geist.

– So pflege die Reinheit deines Körpers
und deines Geistes stets achtsam
und heile aus ganzem Herzen –

SŪTRA STHĀNA 9.6

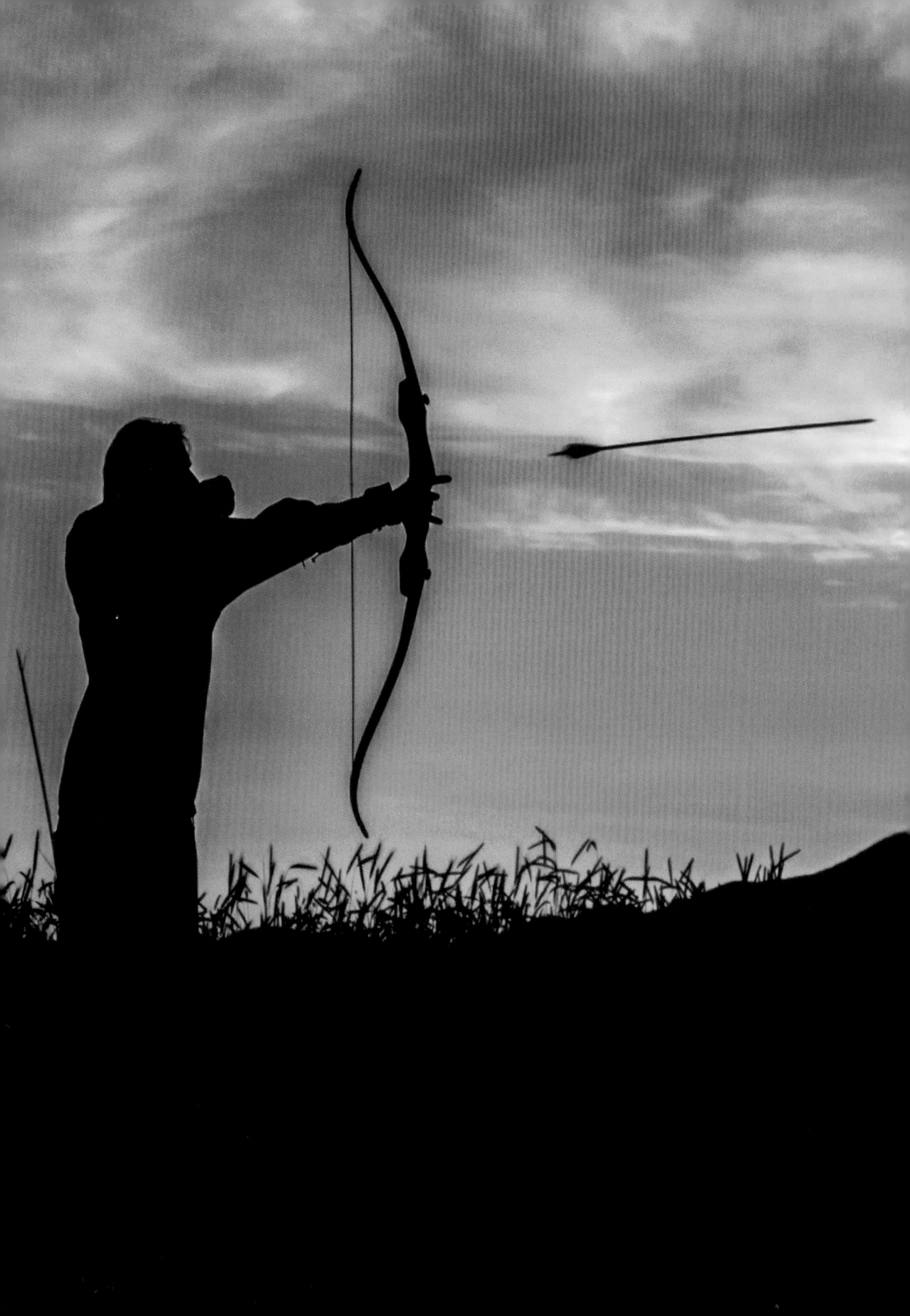

So wie ein Bogenschütze
mit Hilfe seines Bogens
einen Pfeil auf eine große Fläche schießt
und sein Ziel so nicht verfehlen kann,
so fokussiert ein kluger Mensch die Gesamtheit
und kann sein Ziel so nicht verfehlen.

SŪTRA STHĀNA 10.5

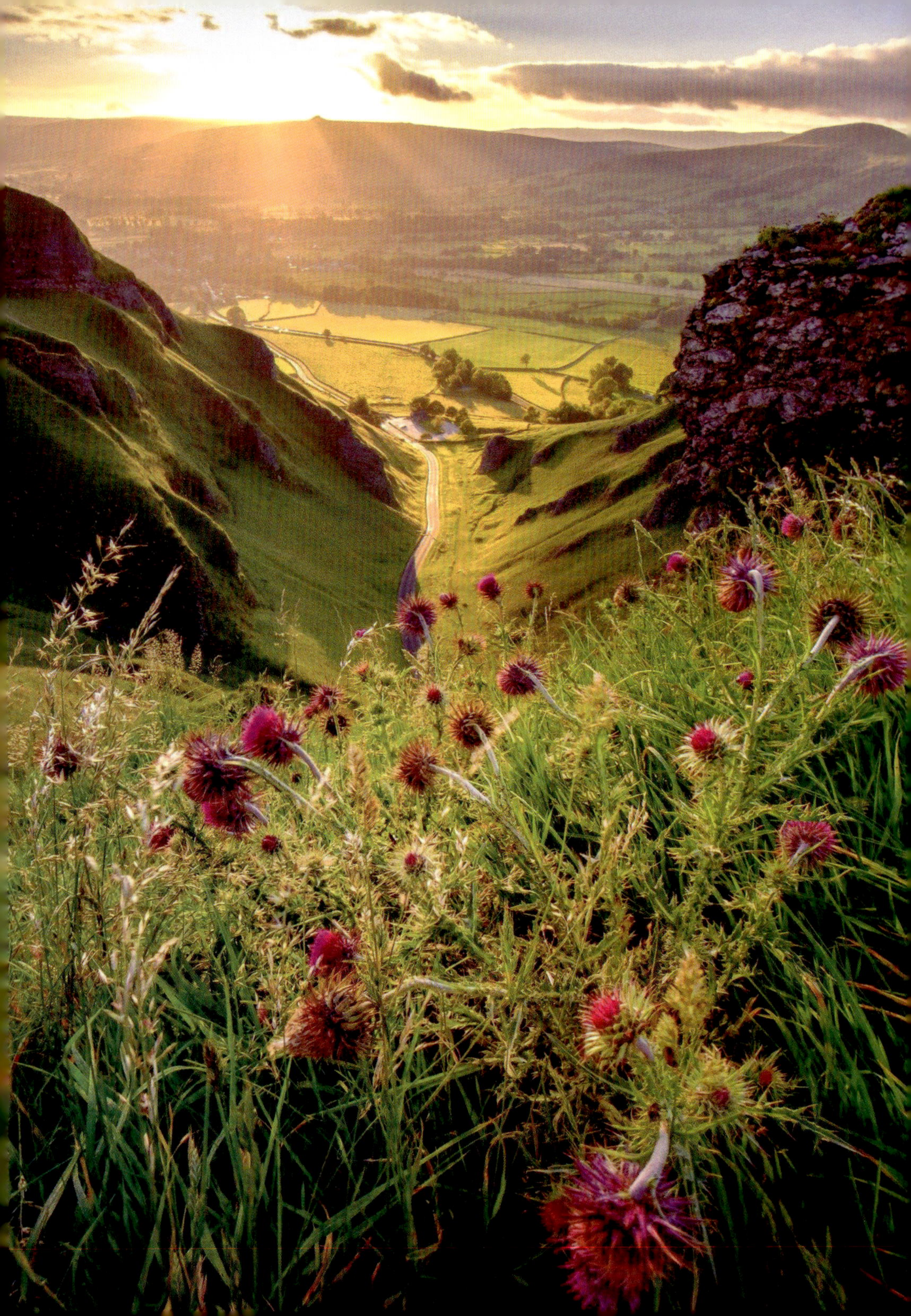

Ein Mensch mit gesundem Verstand,
Intellekt, Körperkraft,
Energie und mentaler Stärke,
der den Wunsch verspürt,
dauerhaft glücklich zu sein,
geht drei wesentlichen Wünschen nach:
Dem Wunsch
nach einem langen und gesunden Leben,
dem Wunsch
nach ehrlichem Reichtum in dieser Welt
und dem Wunsch
nach höchster Glückseligkeit in der anderen Welt.

SŪTRA STHĀNA 11.3

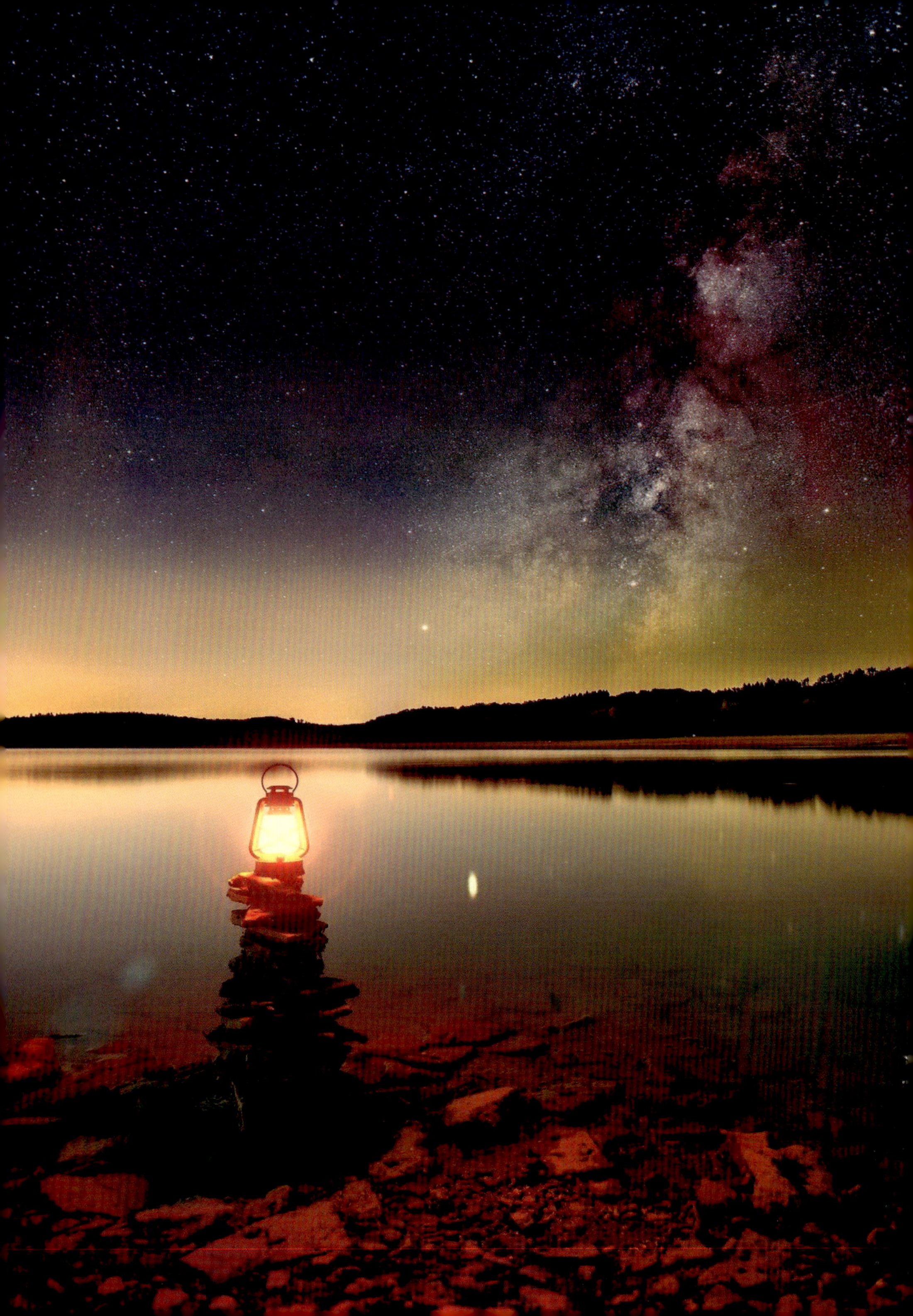

Vielleicht kann man
einen tatsächlich existierenden Gegenstand
mit bloßem Auge nicht sehen.
Vielleicht ist er zu nah oder zu weit entfernt.
Vielleicht gibt es eine Beeinträchtigung des Sehens.
Vielleicht fehlt der richtige Fokus.
Vielleicht sind zu viele, ähnliche Gegenstände
in der Nähe platziert.
Vielleicht liegt er im Schatten.
Vielleicht ist der Gegenstand zu fein für die Augen.

Doch nur weil man etwas nicht sehen kann,
heißt es nicht, dass es nicht existiert.

SŪTRA STHĀNA 11.8

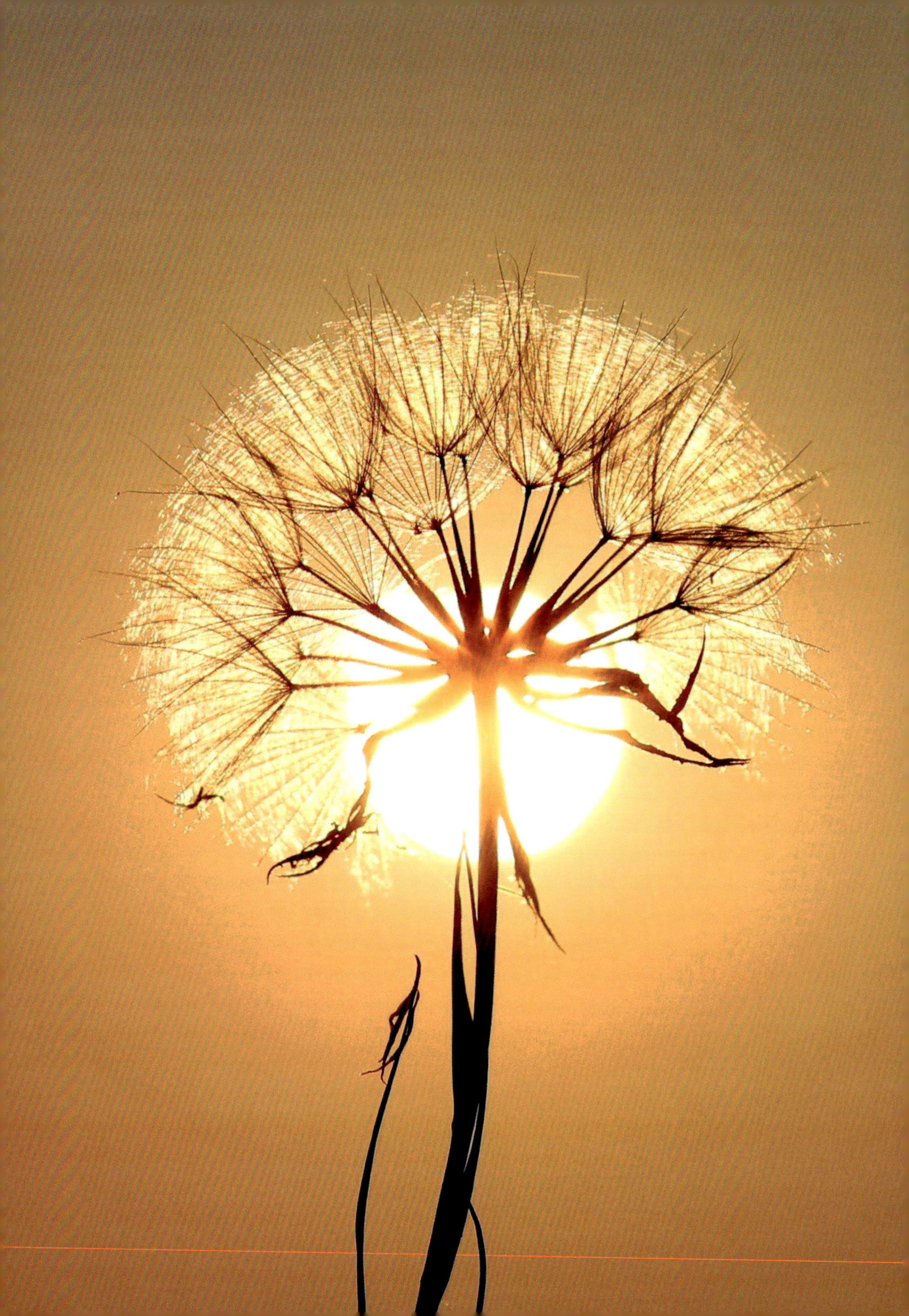

Bewusstsein

ist ohne Anfang

und ohne Ende.

Es ist ewig.

Es kann durch nichts geschaffen werden

und durch nichts zerstört werden.

Daher schafft nicht der Körper das Bewusstsein,

sondern das Bewusstsein schafft den Körper.

SŪTRA STHĀNA 11.13

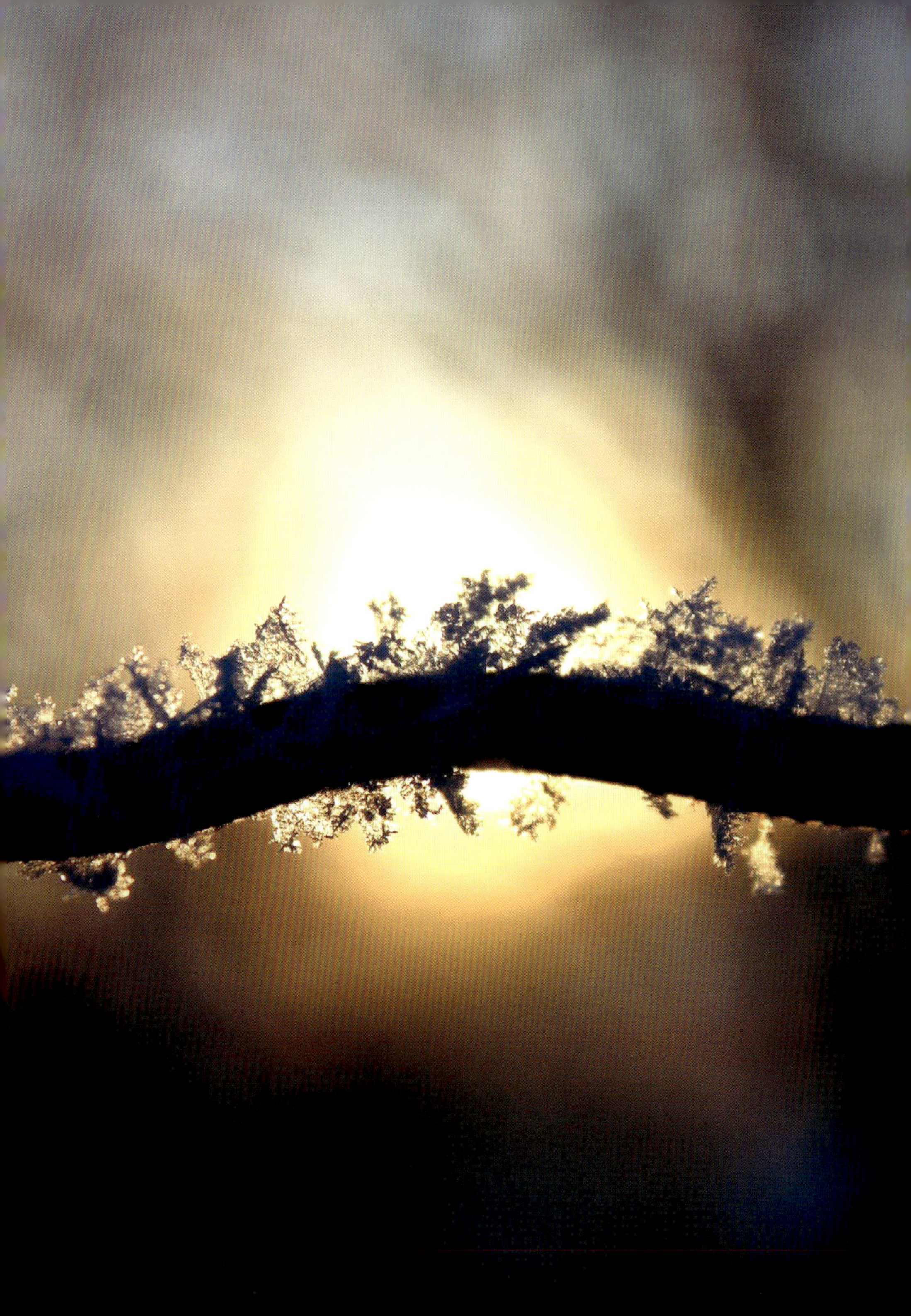

Ein kluger Mensch
befreit sich von irrtümlichen Gedanken
und sieht die Welt mit dem Licht
der Weisheit.

– Und da nicht jeder Gedanke ist wahr,
vertraue lieber auf deine Weisheit –

SŪTRA STHĀNA 11.16

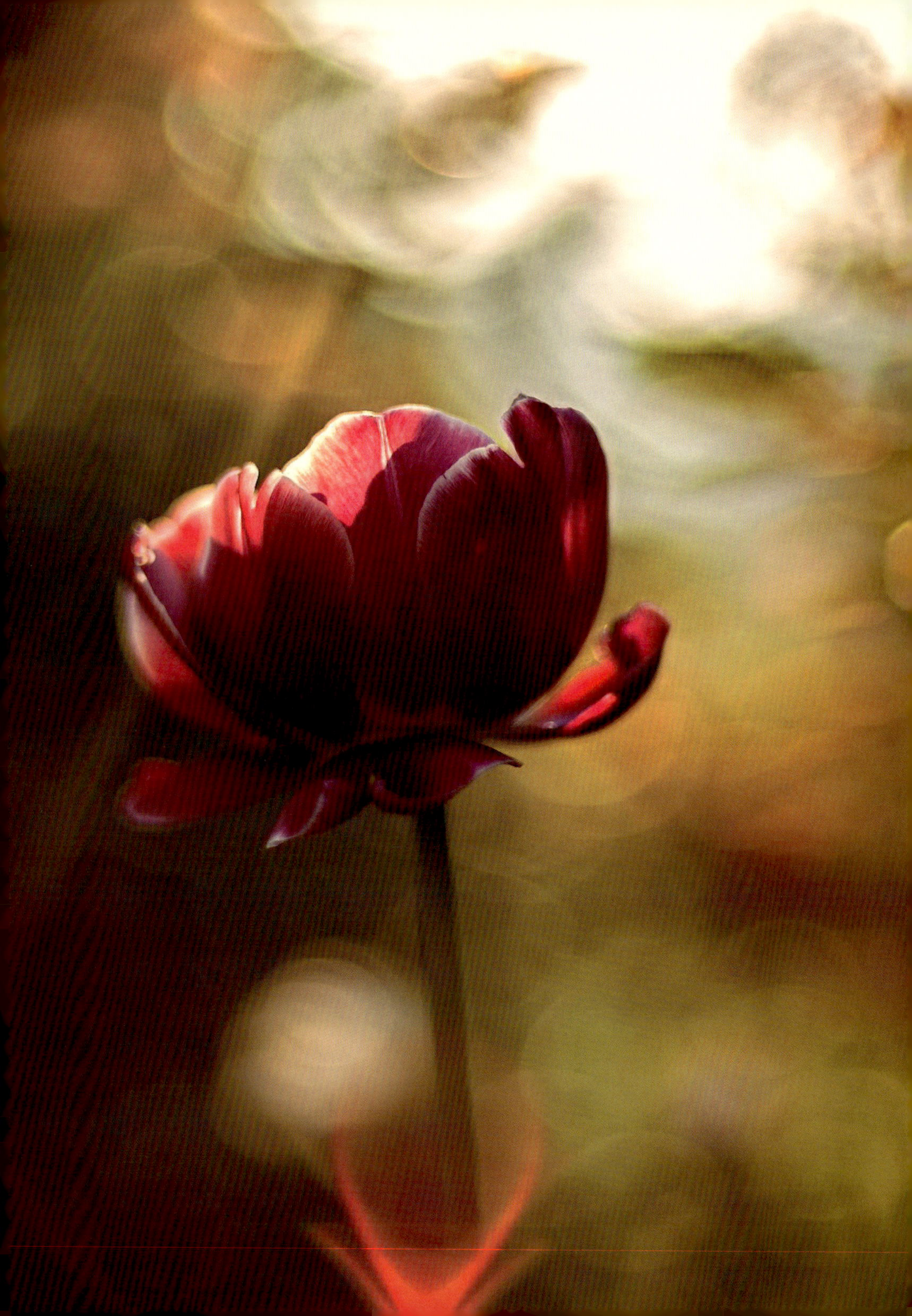

In dem Moment,

wo dein Geist und deine Wahrnehmung

sich mit deiner Seele verbinden,

erkennst du die wahre Natur der Dinge.

– Also beobachte deine Wahrnehmung,

beobachte deine Gedanken

und erkenne dich selbst

im unendlichen Sein –

SUTRA STHĀNA 11.20

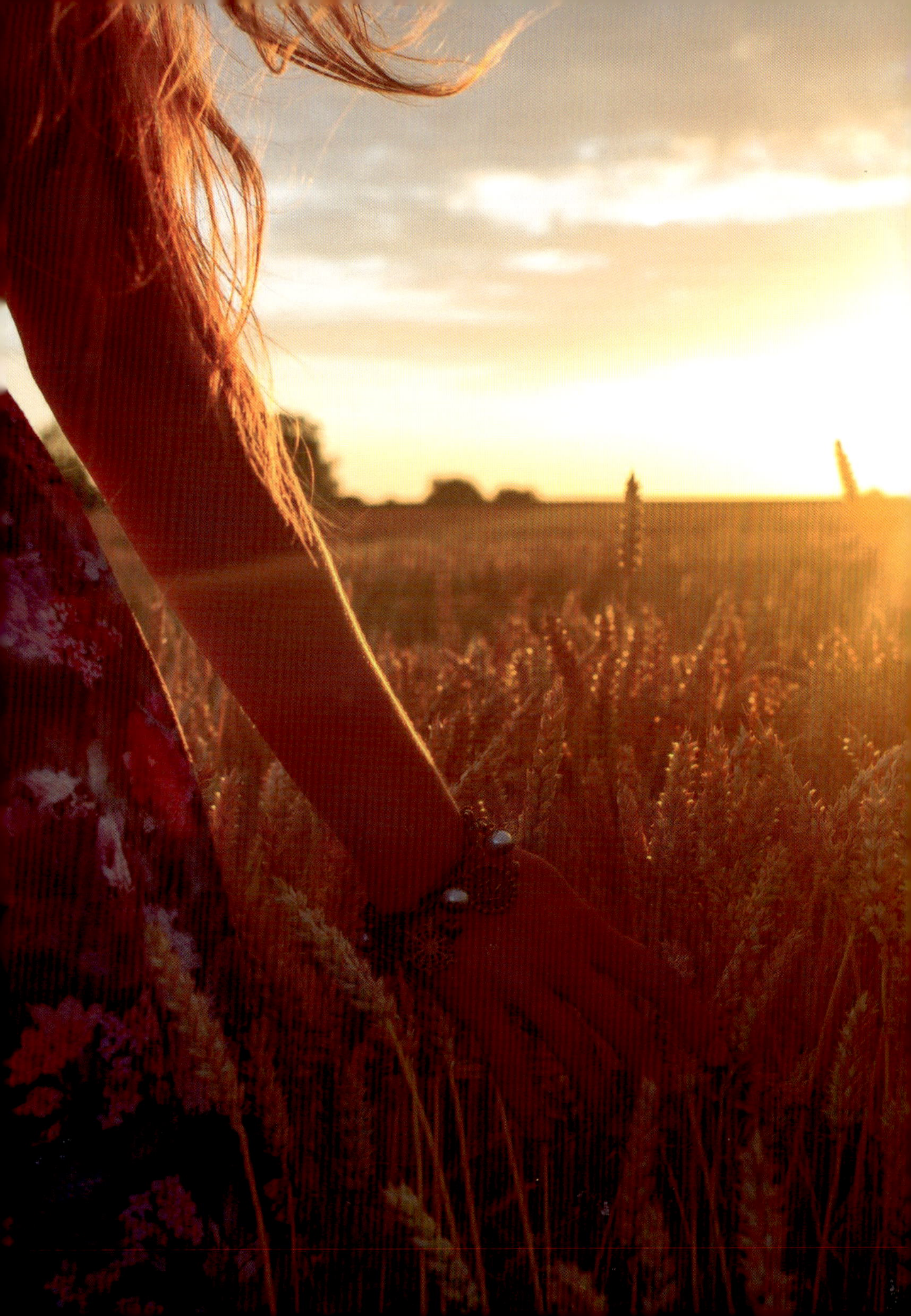

Wenn du deiner wahren Berufung folgst,
wirst du frei von Furcht, Anhaftung,
Gier, Verwirrung, Eitelkeit
und geistigen Fehlern.

– Du bist mutig und voller Schöpferkraft –

SŪTRA STHĀNA 11.29

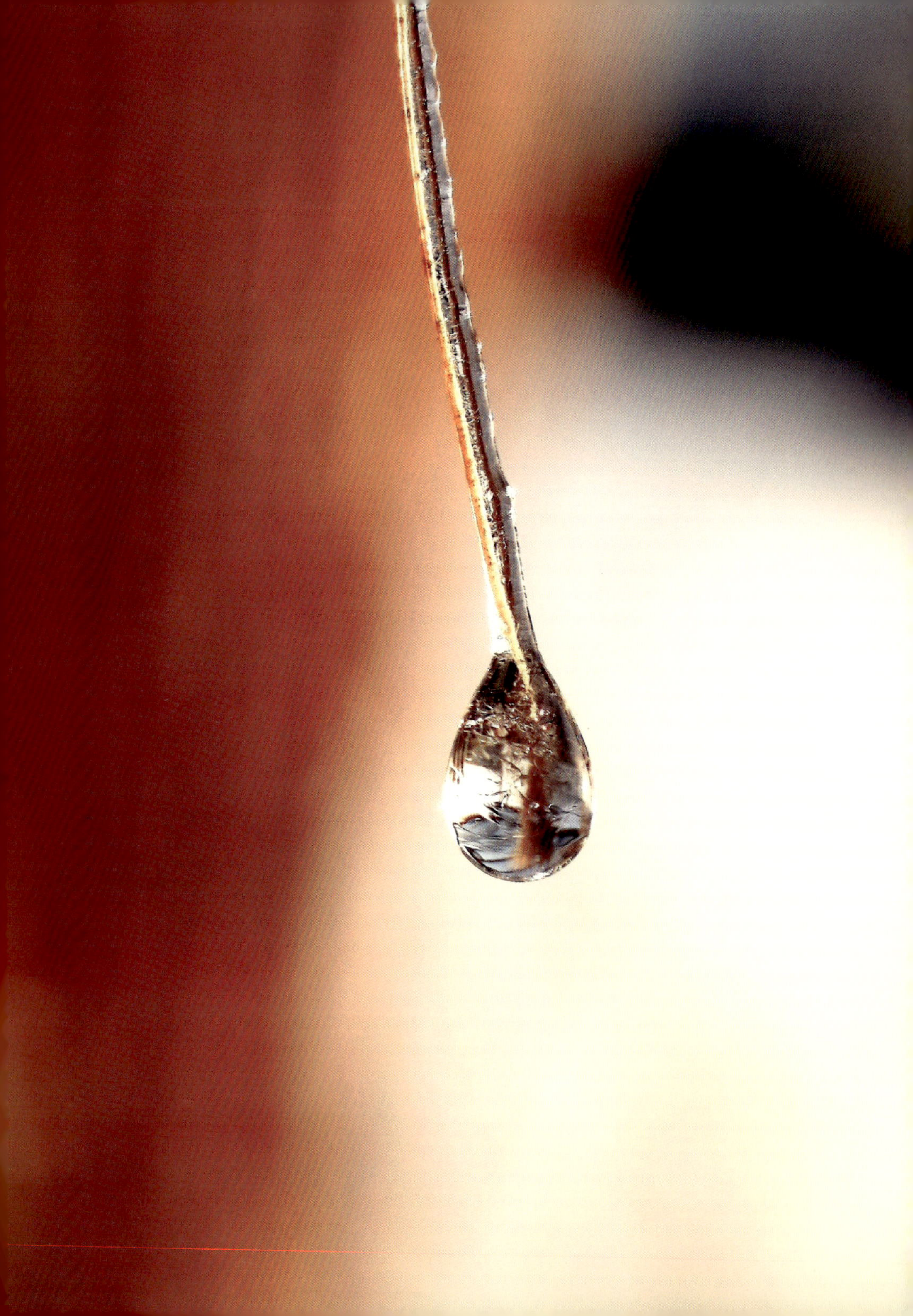

Angst, Bedauern, Ärger,
Habsucht, Verwirrung, Stolz und Neid,
genauso wie negative Vorstellungen,
sind die falsche Nutzung des Geistes.

– Also nutze deinen Geist richtig –

SŪTRA STHĀNA 11.39

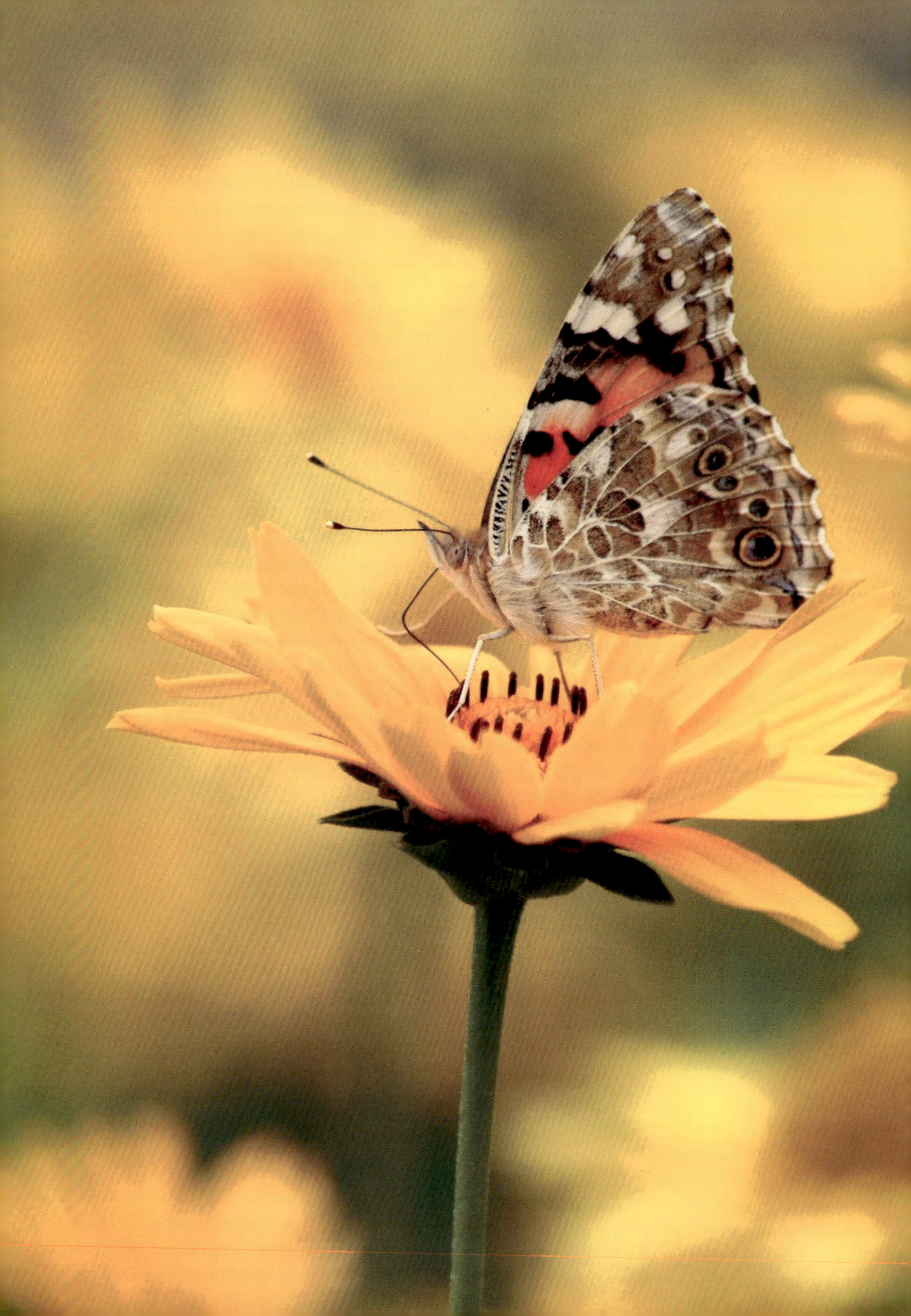

Geistiges Leid

entsteht durch den Konflikt

zwischen dem Nicht-Erreichen des Erwünschten

und dem Erreichen des Nicht-Erwünschten.

– Wünsche dir daher stets das Richtige

und lasse los –

SŪTRA STHĀNA 11.45

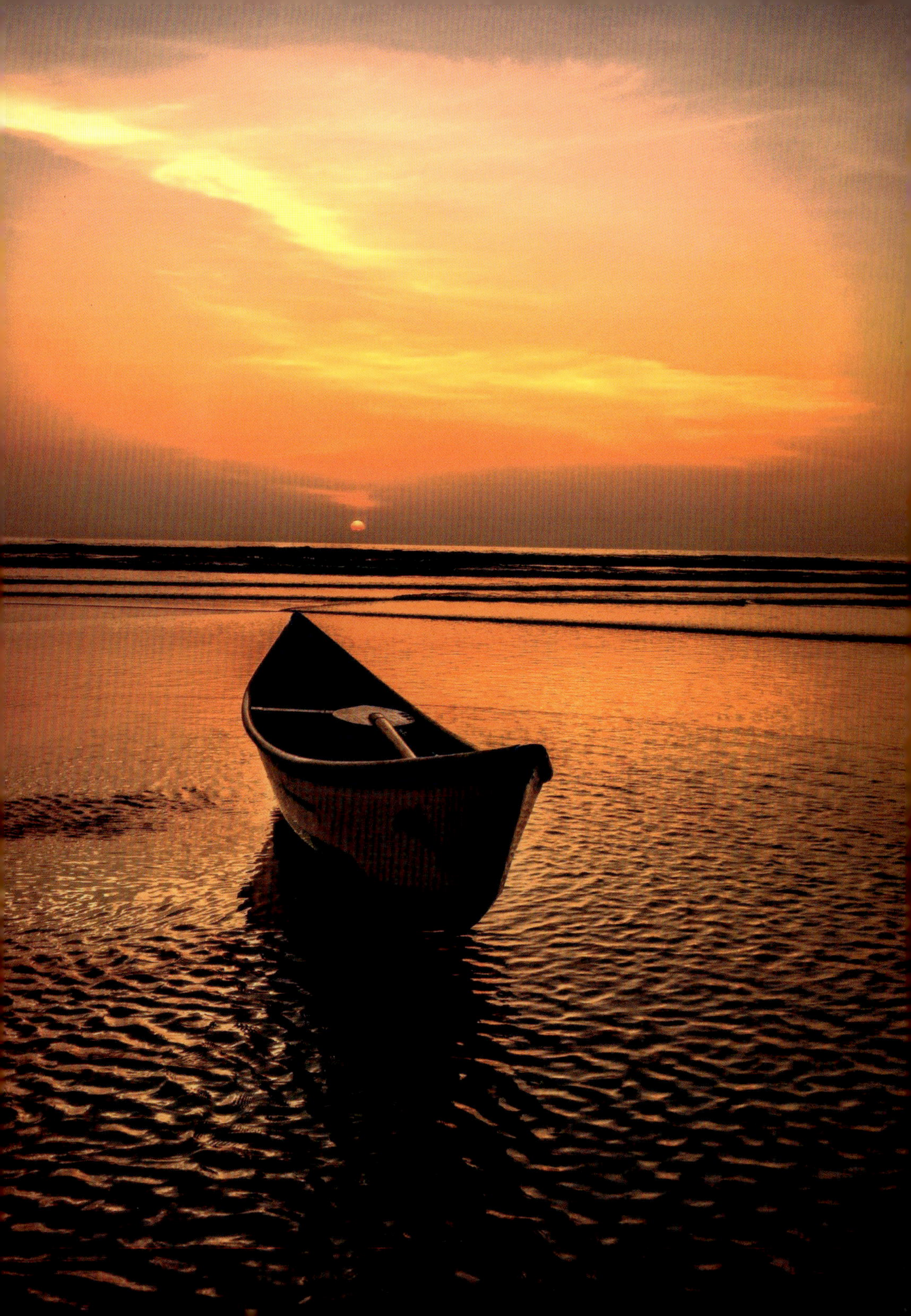

Ist das geistige Wohl getrübt,
gilt es, den Pfad der eigenen Lebensbestimmung
wieder zu beschreiten,
Fülle in die Welt zu bringen
und die eigenen Bedürfnisse natürlich zu befriedigen.
Man sollte sich nicht schämen,
Hilfe von jenen Menschen zu erhalten,
die in der Heilkunde begründet sind.

Und nicht zuletzt
darf man das Wissen über sich selbst fördern
und erlangt so das geistige Wohl wieder.

SŪTRA STHĀNA 11.47

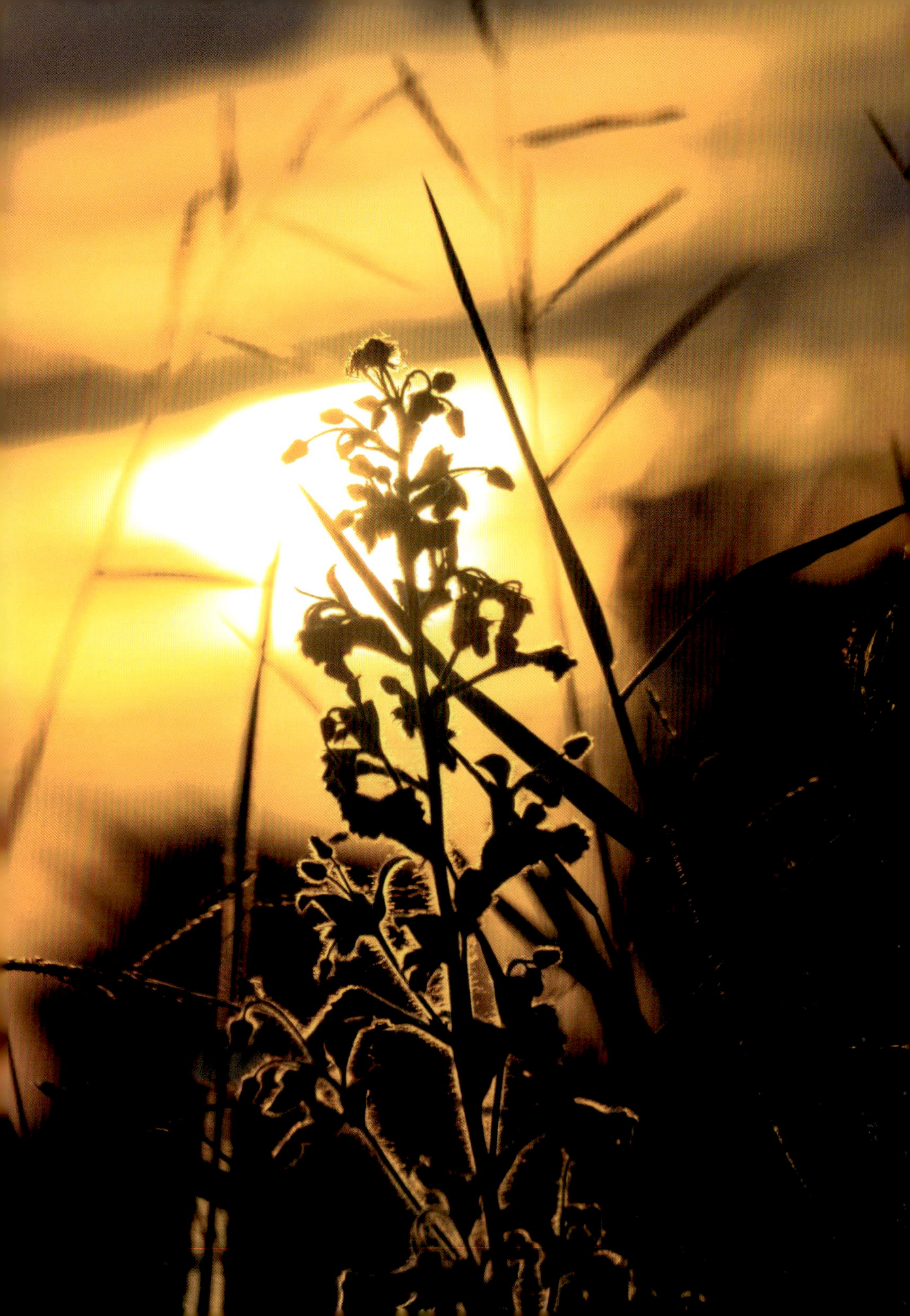

Es gibt drei Arten von Behandlungsweisen:
die körperorientierte Therapie,
die psychologische Therapie
und die spirituelle Therapie.

Letztere dient dem Erinnern
an die eigene, wahre Natur.

Die Körpertherapie umfasst die richtige Ernährung
und die Planung der Medizin.

Die psychologische Therapie
ist die Herrschaft über den Geist.

– Wende dich stets allen drei Behandlungsweisen zu
und das Glück ist dein –

SŪTRA STHĀNA 11.54

Ein kluger Mensch,
der eine Krankheit bekommt,
erlangt durch die Verabreichung
von äußerer und innerer Reinigung
und weiteren Therapien seine Gesundheit wieder.
Wenn er jedoch aus Unwissenheit
oder mangelndem Bewusstsein
die Krankheit nicht beachtet, ist er wie ein Narr,
der sich seines Feindes nicht bewusst ist.

Im Frühstadium befindet sich die Krankheit
in einem harmlosen Stadium,
aber mit der Zeit nimmt sie zu.
Danach wird sie tief verwurzelt und raubt dem Betroffenen
Kraft und Leben.

Und wenn der narrenhafte Mensch
dann tatsächlich ernsthaft erkrankt ist,
denkt er nur noch an die Ausrottung der Krankheit.
Er ruft seine Kinder, seine Frau und seine Verwandten
und bittet sie, einen Arzt zu rufen. Er sagt:
„Ich bin bereit, mein ganzes Vermögen zu geben."

Aber wer kann einen Menschen retten,
dem es an Kraft mangelt,
der schwach, krank, abgemagert und elendig ist,
dem der Tod bevorsteht
und der ein Organversagen entwickelt hat?

Das ist der Grund, warum ein weiser Mensch,
der sich nach langanhaltendem Wohlergehen sehnt,
das Ungleichgewicht des Körpers
frühzeitig erkennt und behandelt.

SŪTRA STHĀNA 11.56-63

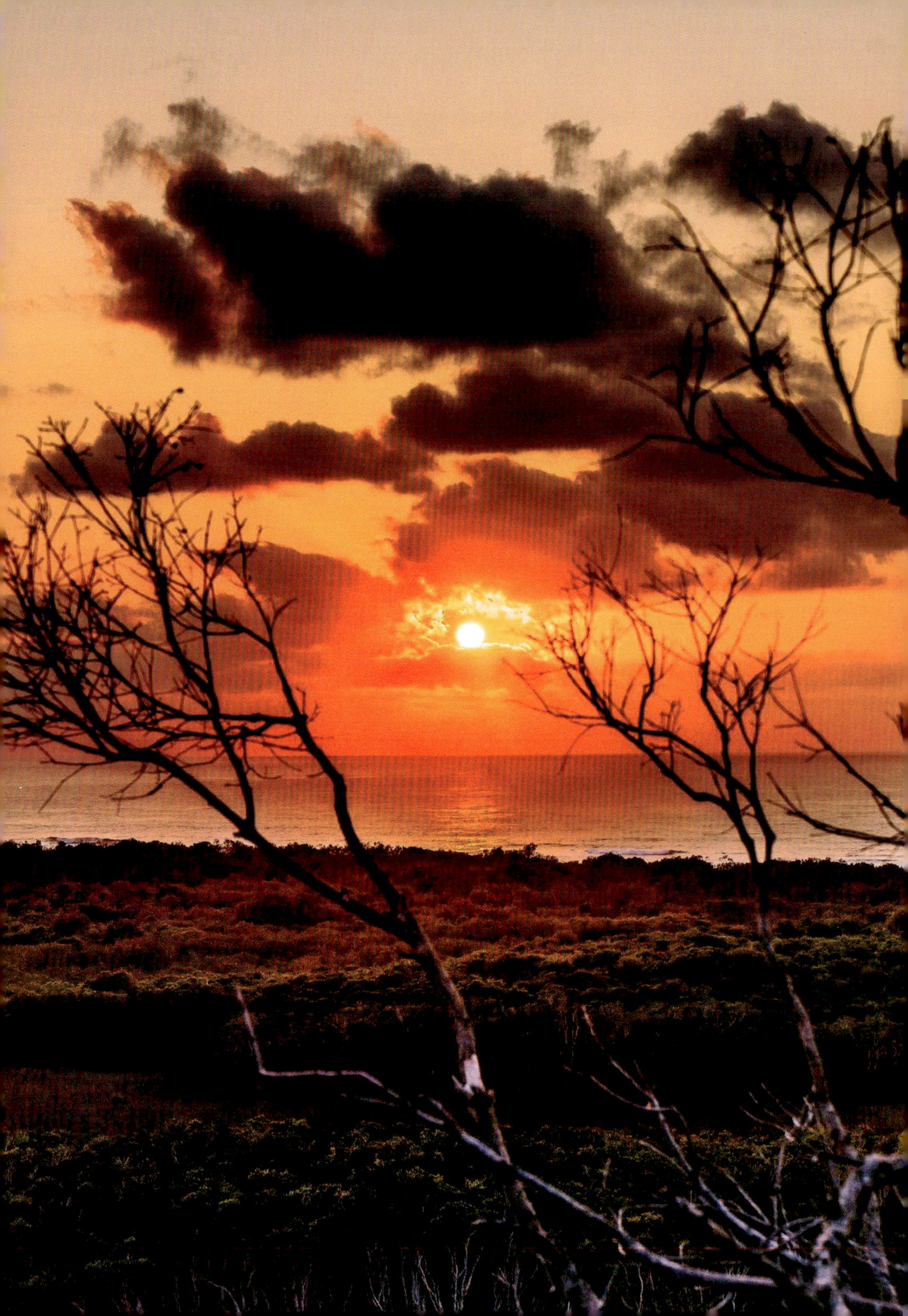

Man kann in diesen dunklen Zeiten
kein klares Wissen erfahren,
ohne sich
von der schwarzen Wolke der Unwissenheit
zu erheben.

– Je mehr du dich selbst erkennst,
desto klarer wird jenes heilsame Wissen –

SŪTRA STHĀNA 25.28

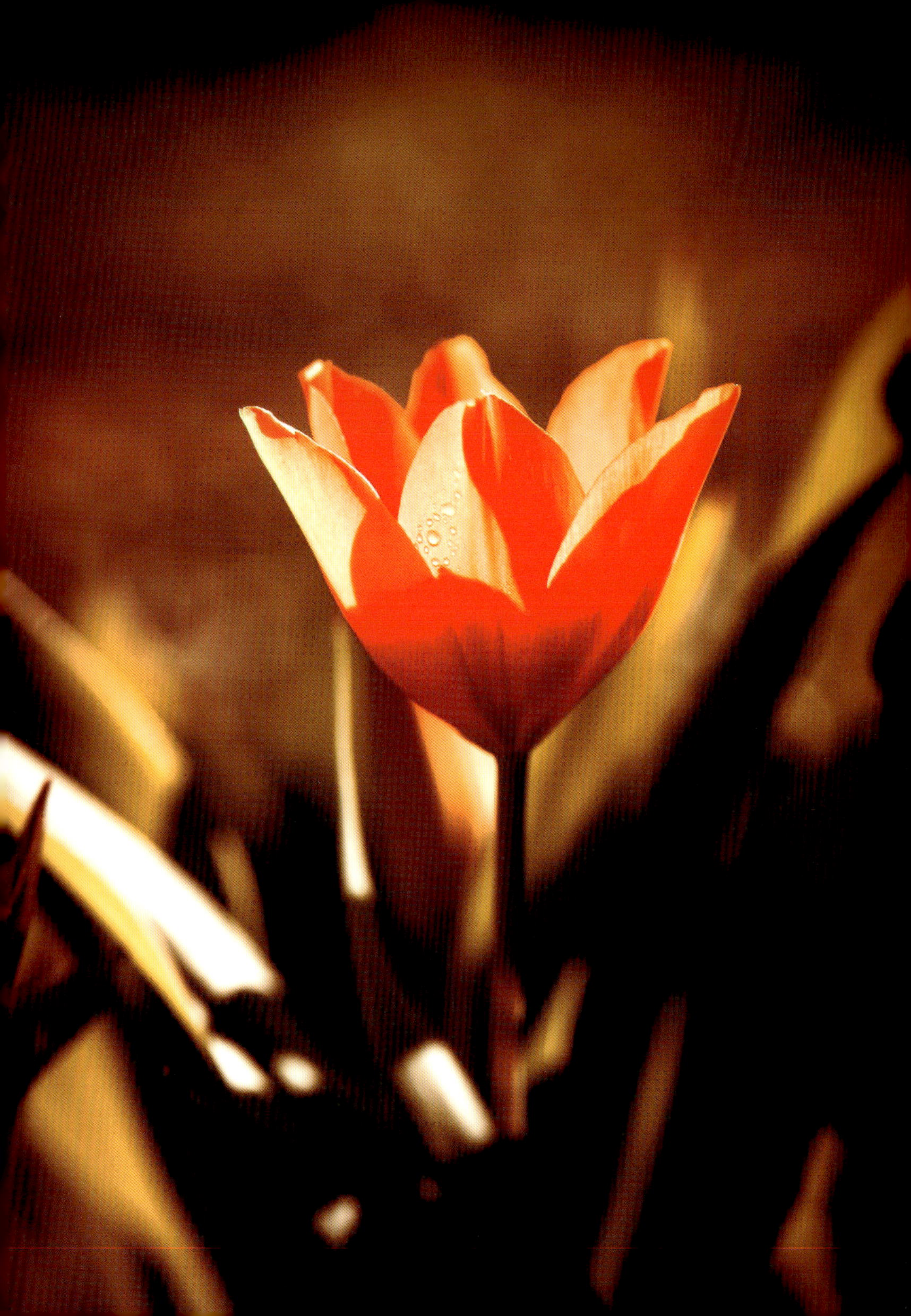

Es gibt nichts,

das nicht als Medizin verwendet werden kann.

– Alles, was die Naturelemente

in dein natürliches Gleichgewicht bringt,

deinen Geist klärt

und deinen wahren Wesenskern offenbart,

ist Medizin –

SŪTRA STHĀNA 27.330

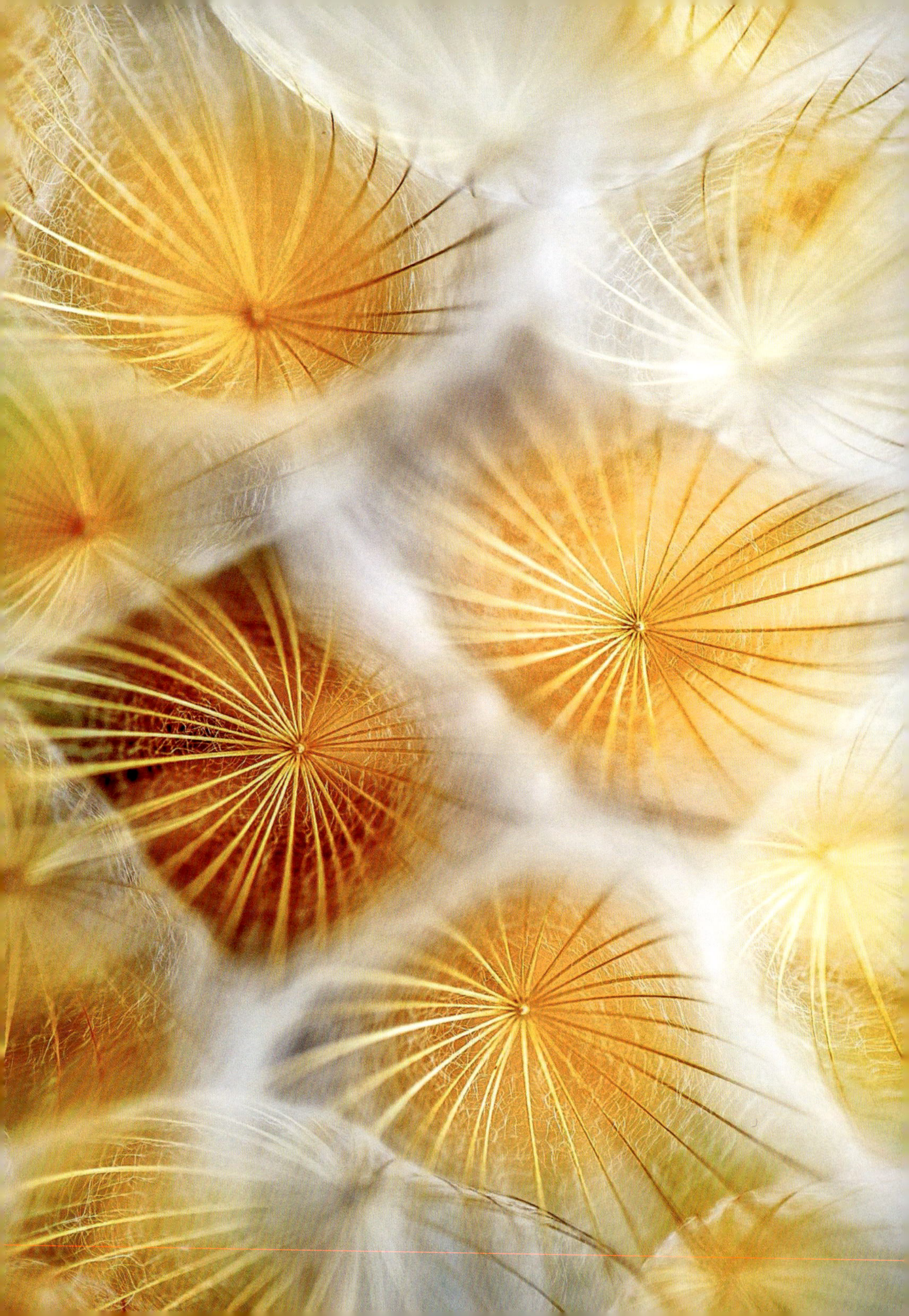

Jener Mensch,
dessen Verdauungskraft gut gepflegt ist,
der sich gebührend mit gesunder Nahrung ernährt,
der täglich meditiert,
der den Menschen im Herzen wohlgesonnen ist
und der nach dem Höchsten strebt,
dieser Mensch wird naturgemäß
nicht an Krankheit leiden.

SŪTRA STHĀNA 27.346-347

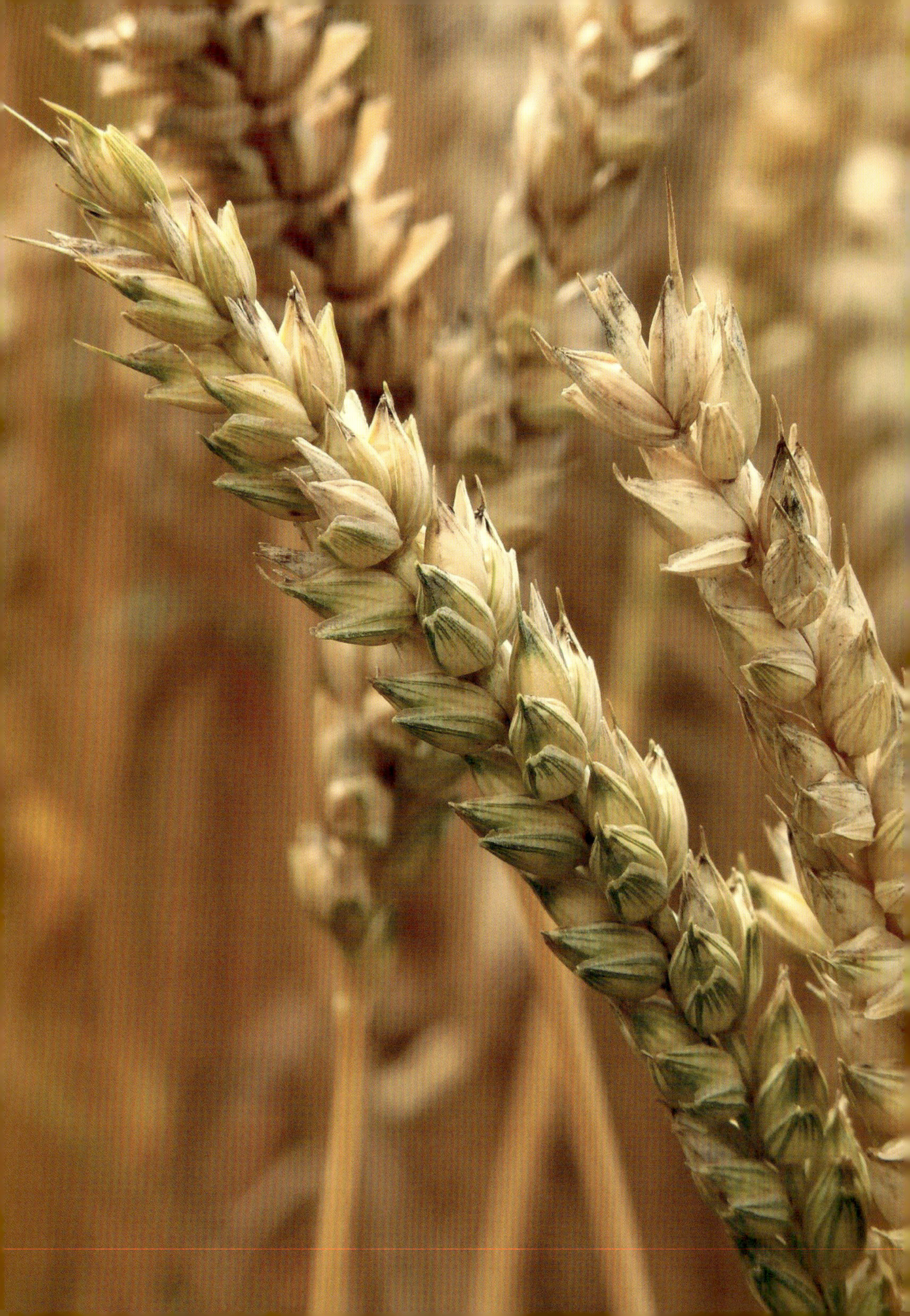

Die Nahrung ist die Quelle allen Lebens.

Ausstrahlung, Klarheit, eine gute Stimme,
Langlebigkeit, Verständnis,
Glück, Zufriedenheit,
Wachstum, Kraft und ein klarer Geist
hängen alle von der Nahrung ab.

– Wenn du dich von gesunder Nahrung ernährst,
schöpfst du aus der Quelle allen Lebens –

SŪTRA STHĀNA 27.349

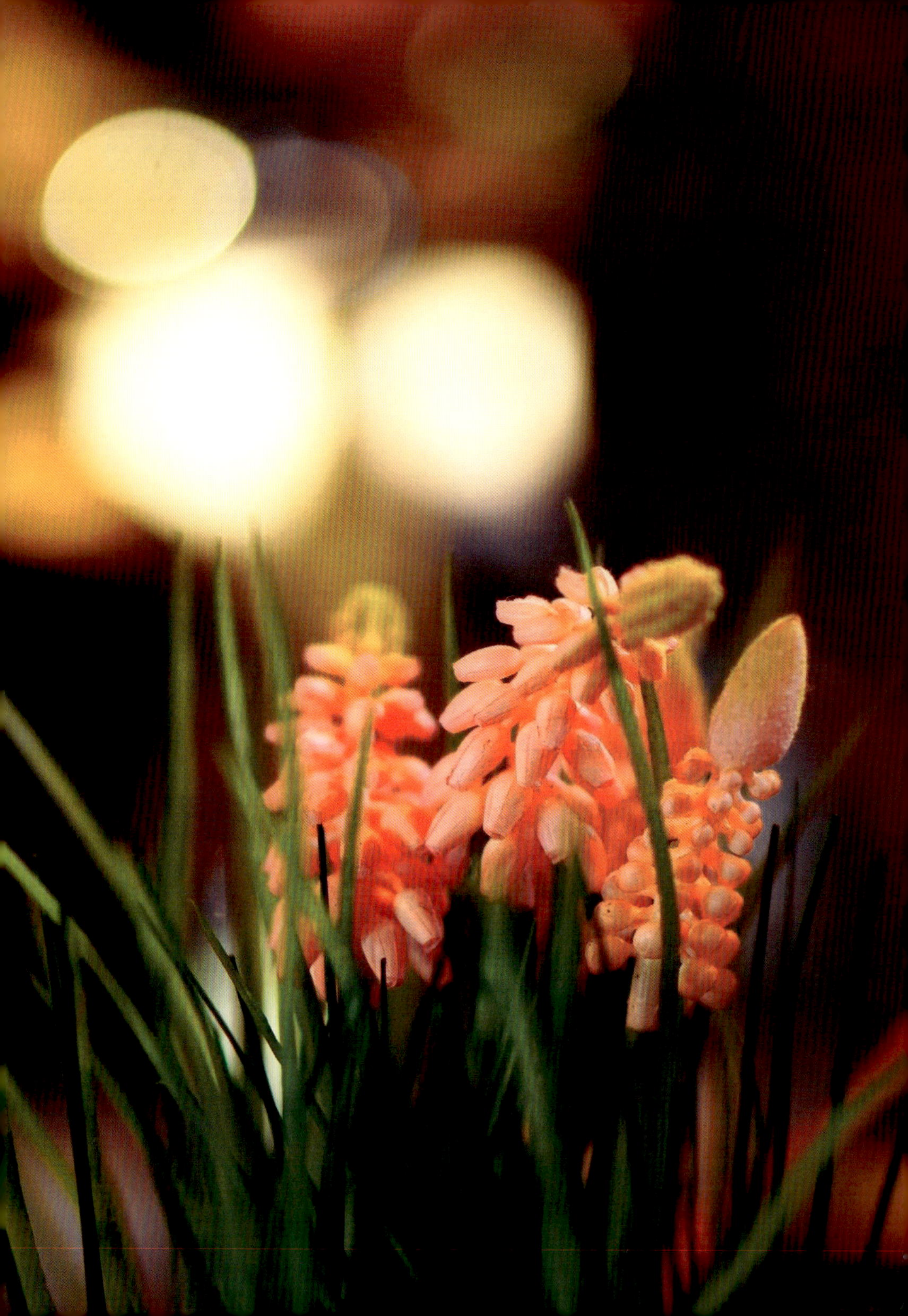

Alles Tun
von Körper und Geist
strebt danach, Glück herbeizuführen.

Aufgrund des Unterschiedes jedoch
zwischen Erkennen und Nichterkennen,
gliedert sich das Tun in Wege und Abwege,
in Glück und Leid.

– Daher wählt der weise Mensch
den Weg der inneren Erkenntnis
und begreift jenes Glück
hinter allem Tun –

SŪTRA STHĀNA 28.35

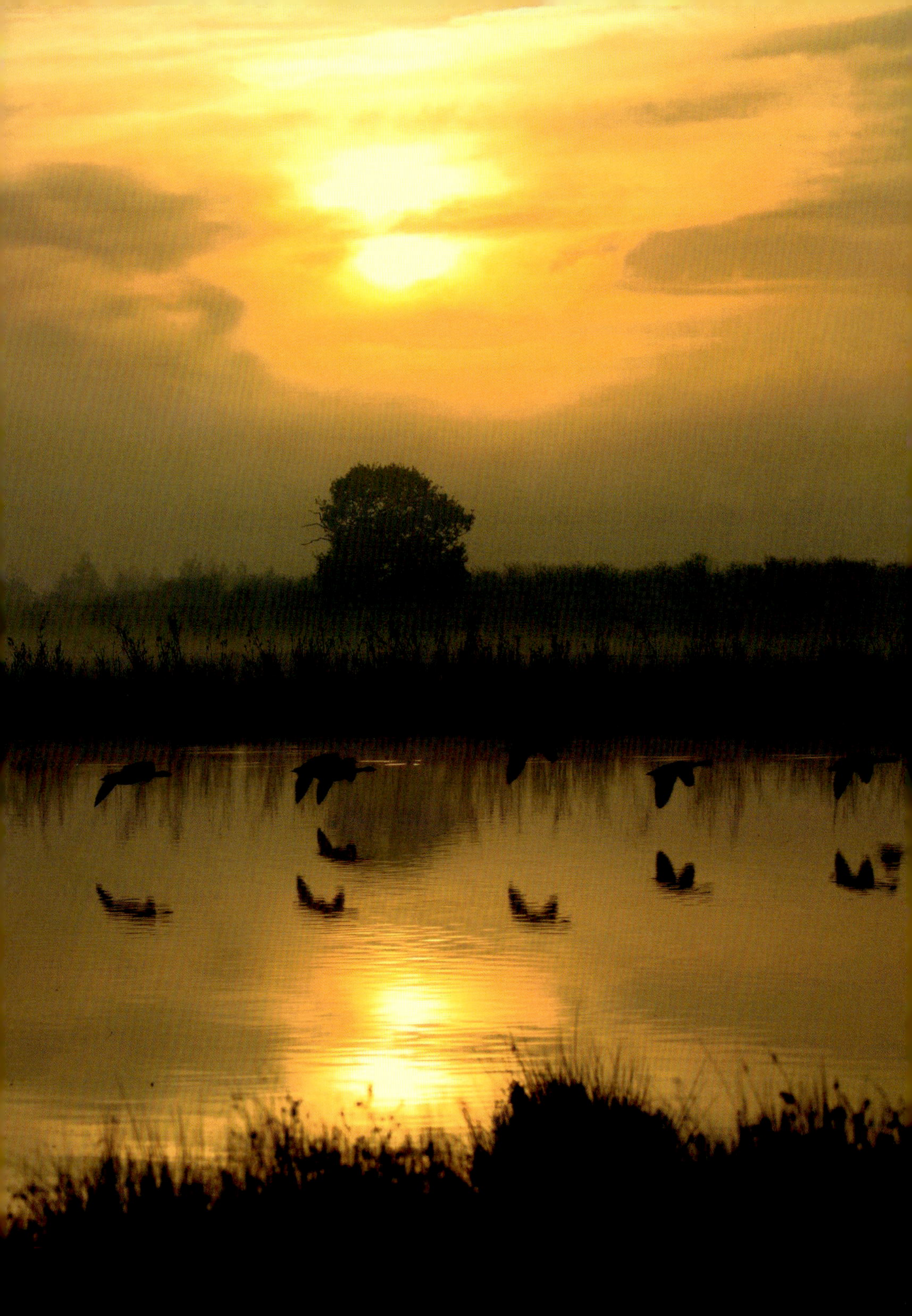

Ein unwissender Mensch
frönt aufgrund mangelnder Erkenntnis
in einem ungesunden Verhalten,
das vorübergehend angenehm sein könnte,
aber zu gegebener Zeit zu Leid führt.

Ein weiser Mensch
gibt sich aufgrund der Klarheit seines Geistes
solchen Aktivitäten nicht hin
und bleibt glücklich.

SŪTRA STHĀNA 28.39-40

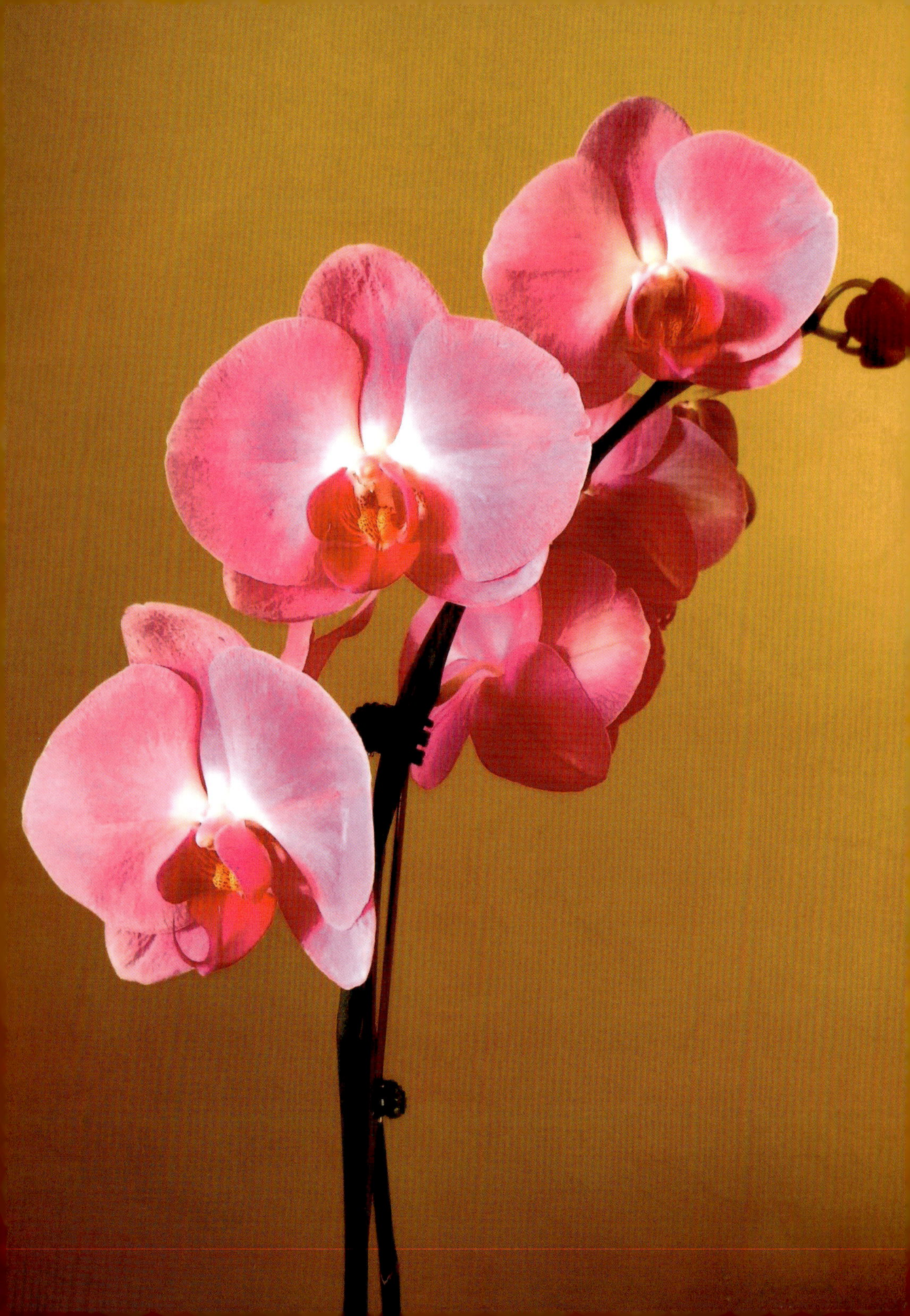

Was sind die besten Wege,
um Langlebigkeit zu erreichen,
um kraftvoll durchs Leben zu gehen –
jene, die es immer zu beschreiten gilt,
jene unter allem Glück,
jene für Ekstase und jene als Quelle zur Erleuchtung?

Gewaltlosigkeit ist der beste Weg, um Langlebigkeit zu erreichen.
Tapferkeit ist der beste unter den Förderern von Stärke.
Wissen ist derjenige Weg, welcher stets beschritten werden darf.
Selbsterkenntnis ist der beste Weg, um glücklich zu sein.
Einsicht ist der beste Weg, um sich ekstatisch zu fühlen.
Und schließlich ist die tiefste Quelle
auf dem Weg zur Erleuchtung
die Liebe selbst.

SŪTRA STHĀNA 30.15

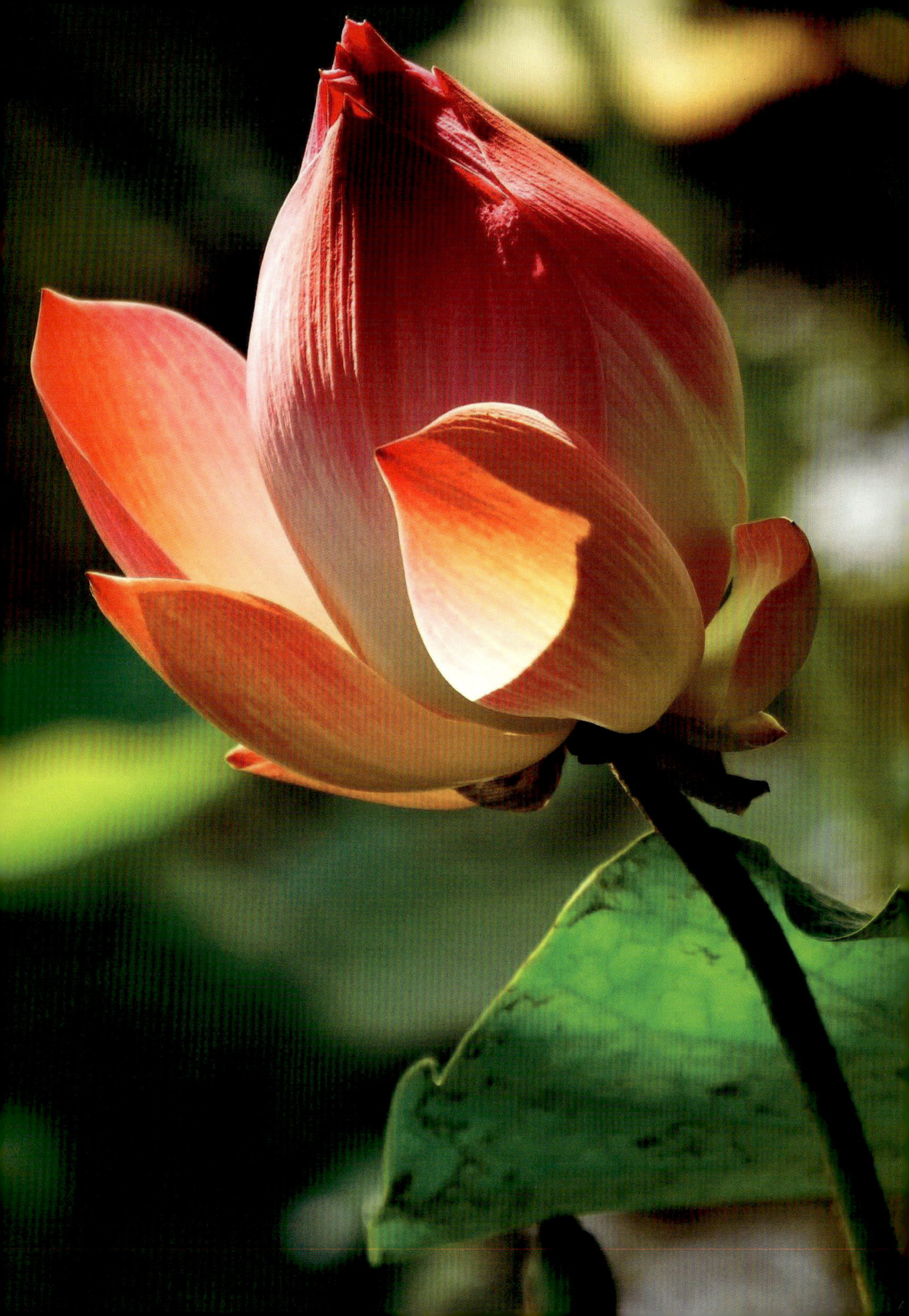

Der Zweck des Ayurveda ist es,
die Gesundheit der Gesunden zu erhalten
und die Krankheit der Kranken zu heilen.

– Für Ayurveda ist es nie zu früh
und nie zu spät,
es gibt immer einen Weg –

SŪTRA STHĀNA 30.26

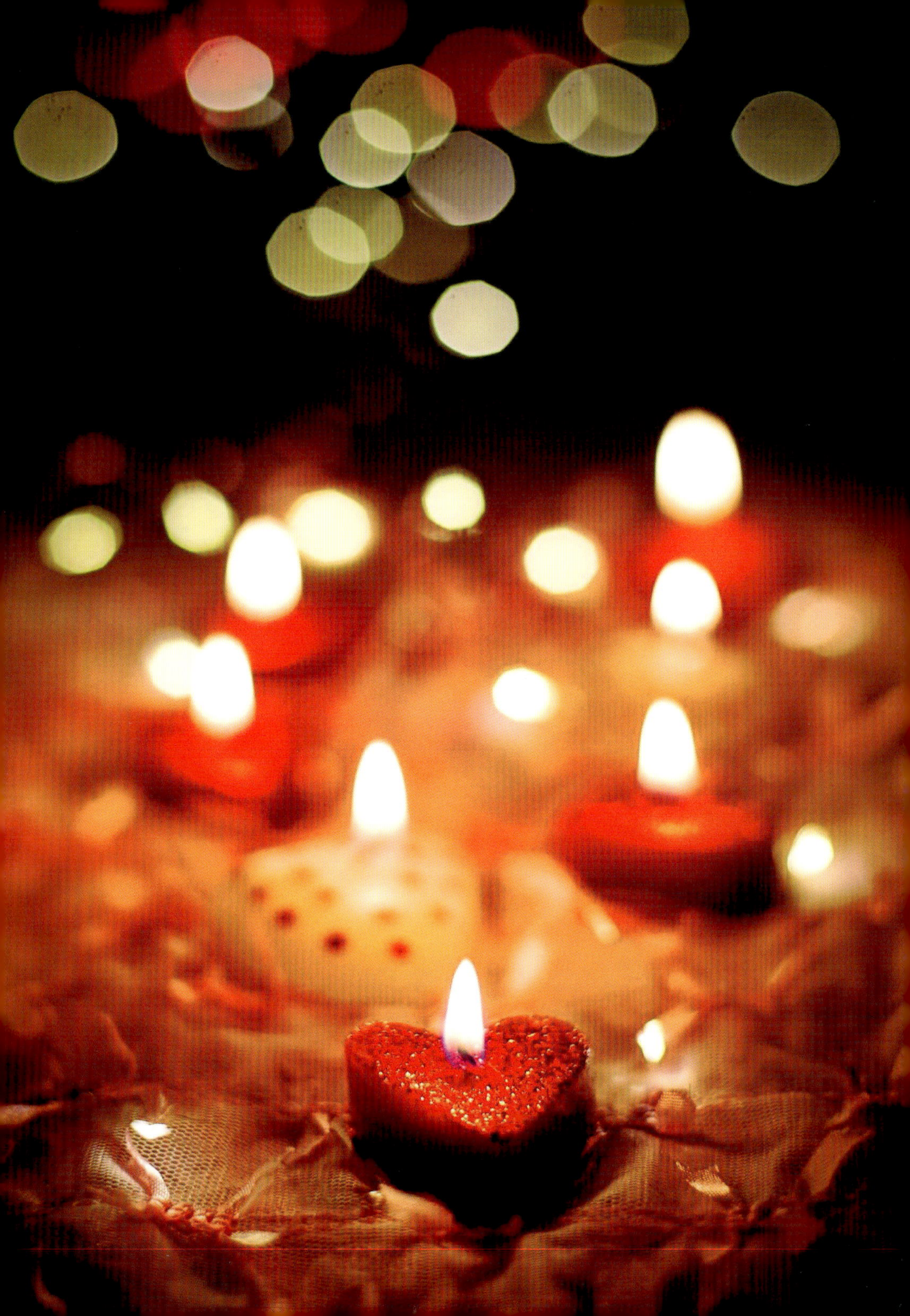

So wie die Hitze im Feuer
und so wie das Flüssigsein im Wasser
– so ist das Wissen vom Leben
in deinem Herzen
auf alle Zeit lebendig.

SŪTRA STHĀNA 30.27

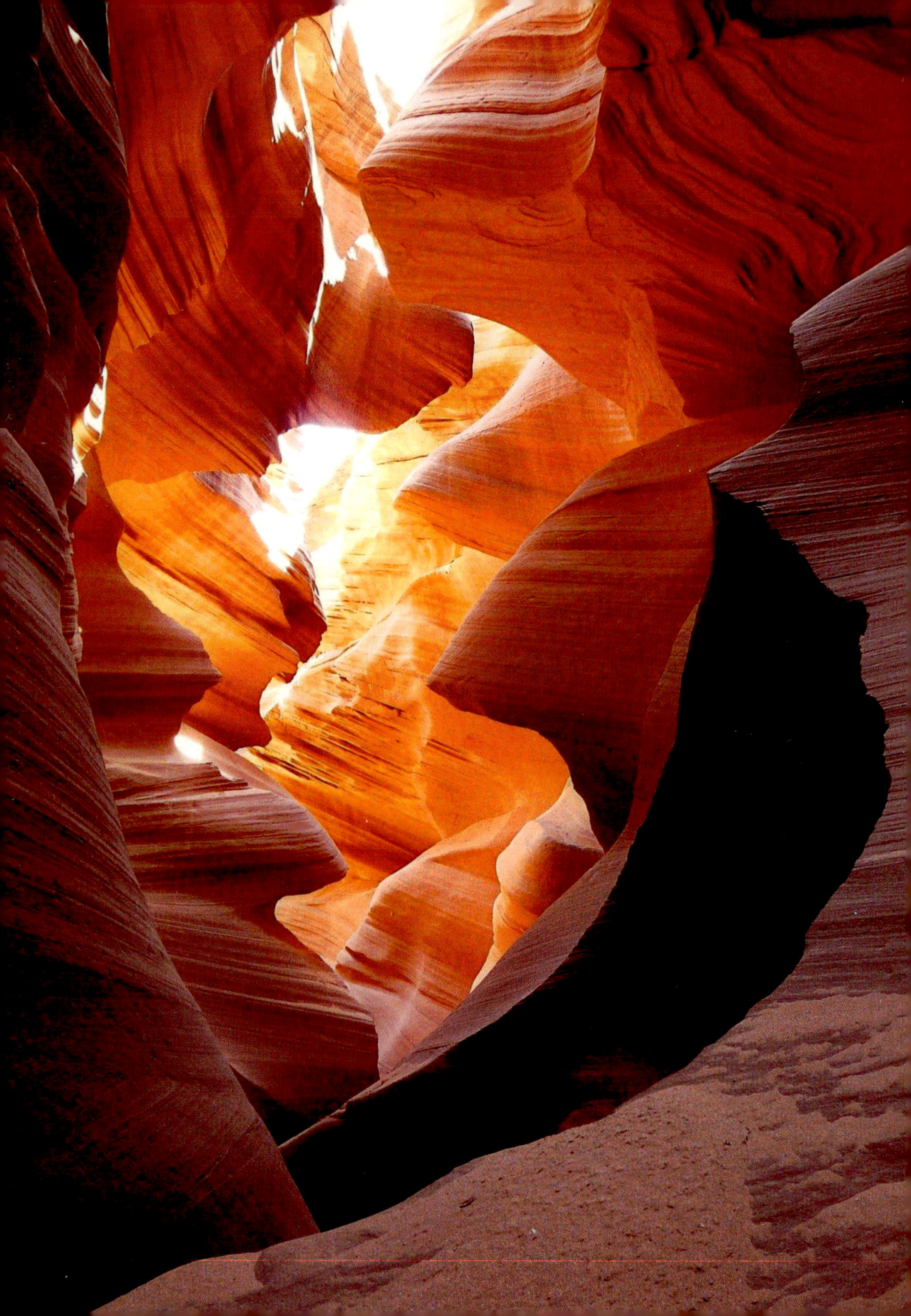

Die größten Wissenschaftler dieser Welt
sind diejenigen,
die allen Geschöpfen gegenüber mitfühlend sind,
die stets offen sind, weiter zu lernen
und die danach streben,
die Wahrheit ans Licht zu bringen.

SŪTRA STHĀNA 30.81

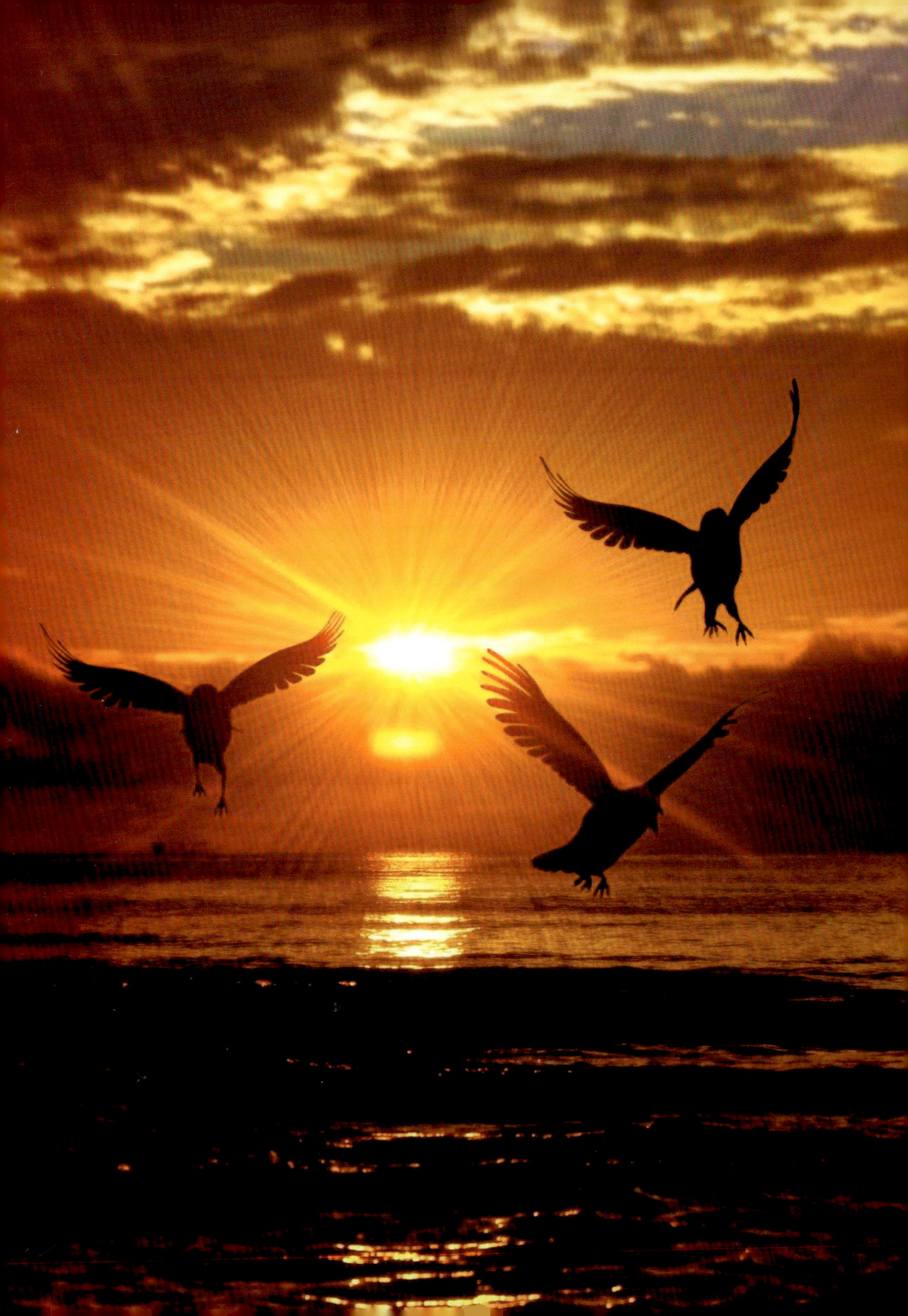

Alles Leid wächst durch Unwissenheit.
Alles Glück gedeiht
aus dem Keim des klaren Wissens.

Und so wie die Sonne
einem Blinden nicht helfen kann,
die Dinge mit all ihrem Licht zu sehen,
so kann auch der Ayurveda,
der uns kraftvoll
auf dem Weg der Selbstverwirklichung führt,
jemanden nicht helfen,
der keine Einsicht hat.

– Halte daher deine Augen und dein Herz
stets offen –

SŪTRA STHĀNA 30.84-85

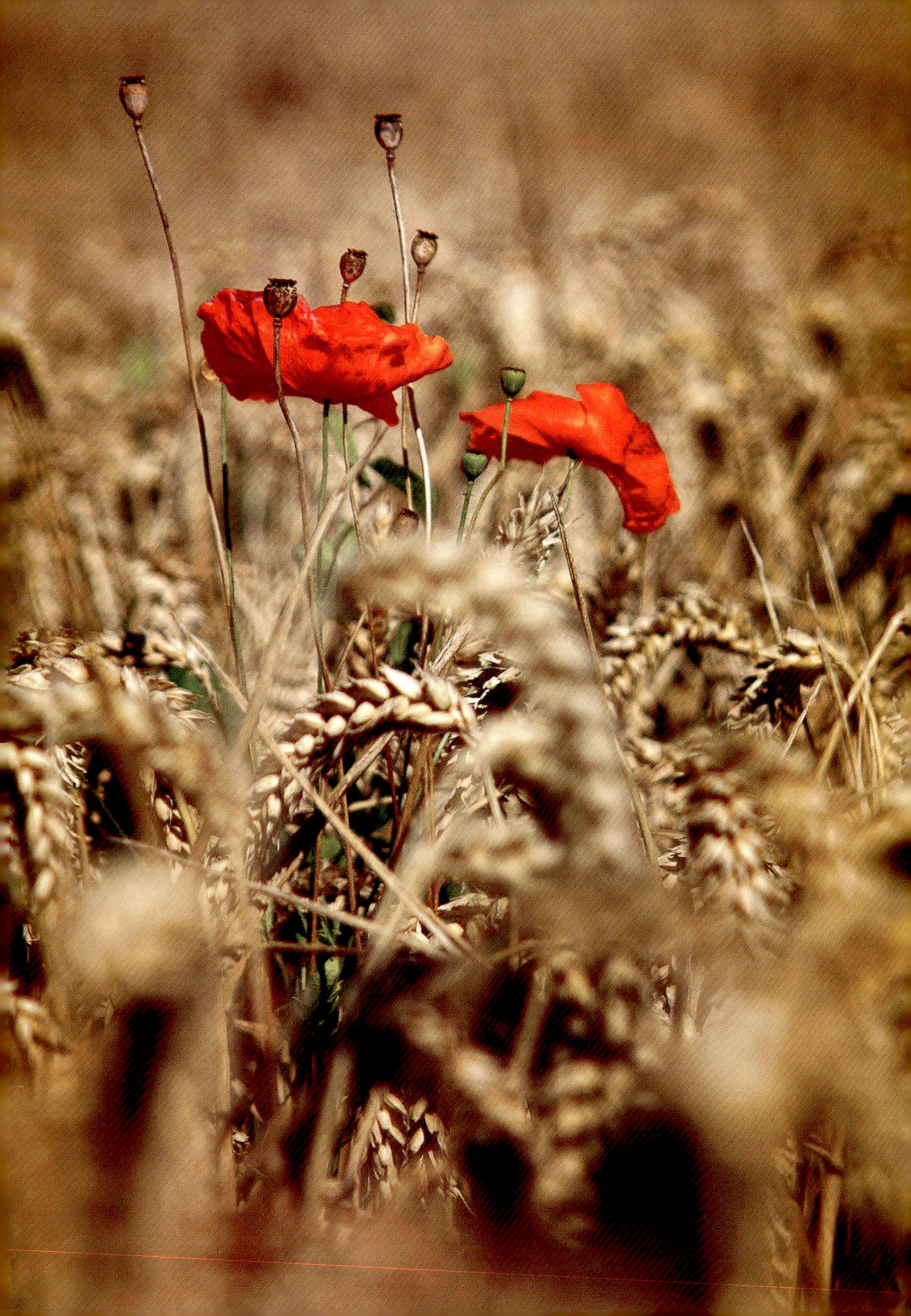

Fehler aus der Vergangenheit
kann man nicht rückgängig machen.
Aber dein Handeln in der Gegenwart
kann die Zukunft verändern.

NIDĀNA STHĀNA 7.20

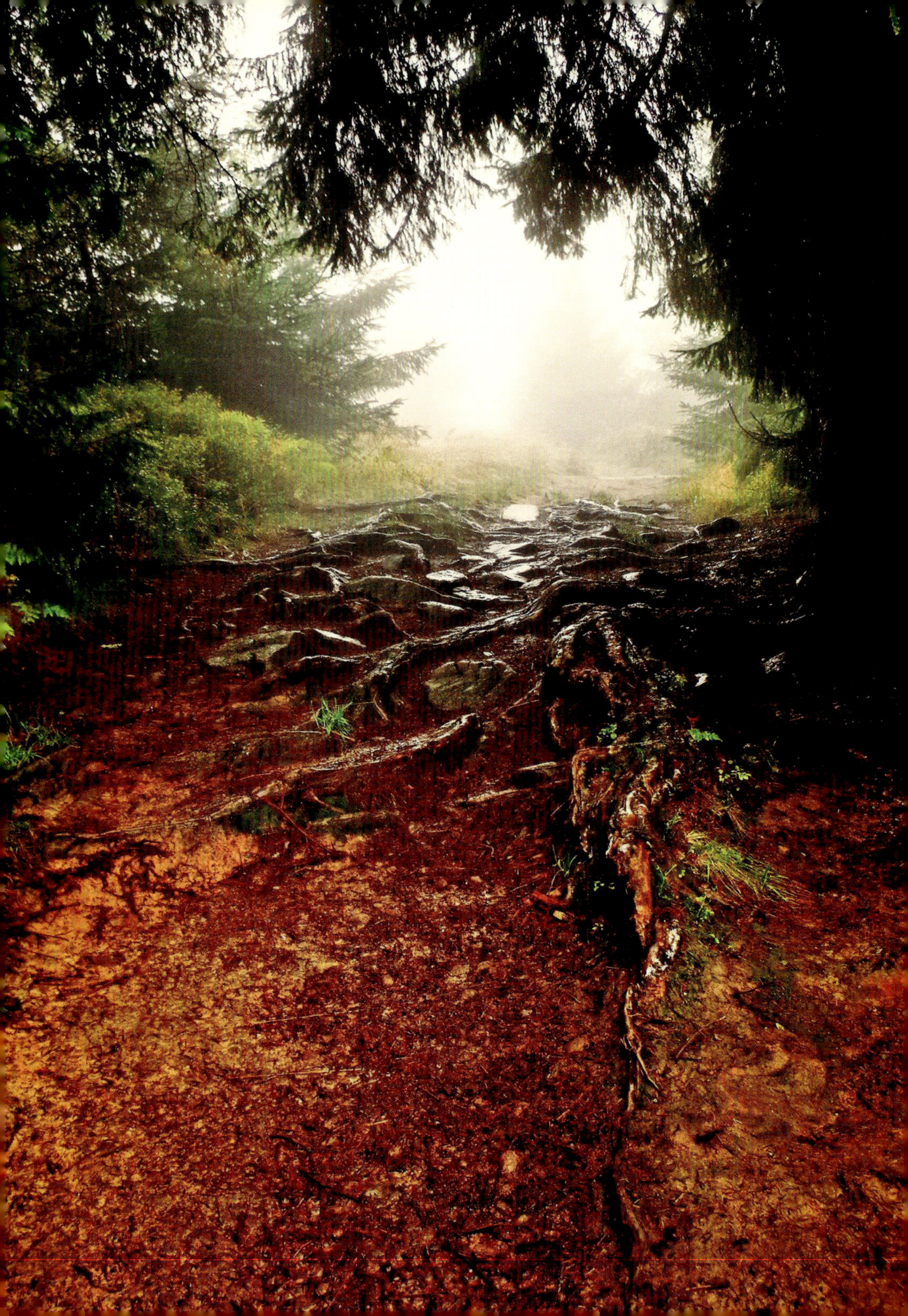

Jeder Mensch ist selbst
für sein Glück
und sein Unglück verantwortlich.
Daher mögest auch du
auf dem Weg des Helfens
und des Wohlwollens
stets ohne Angst voranschreiten.

NIDĀNA STHĀNA 7.22

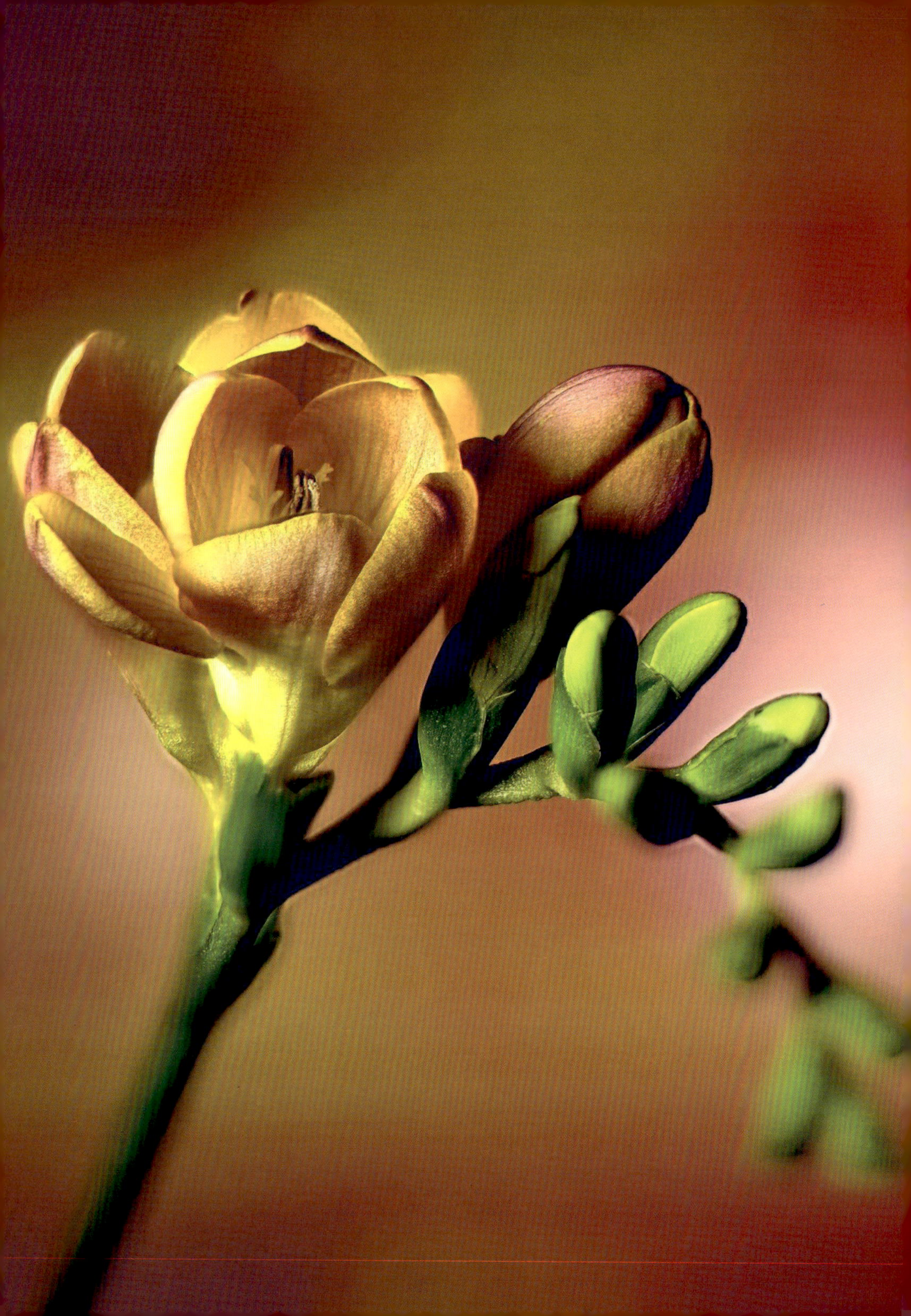

Von jeder noch so großen Last
kannst du dich selbst befreien
durch Einsicht und Selbsterkenntnis.

Eine bewusste Ernährung
und eine gesunde Lebensweise
sind wertvolle Begleiter
auf diesem Weg.

So liegt die Entscheidung,
glücklich zu sein
allein bei dir selbst.

NIDĀNA STHĀNA 7.23

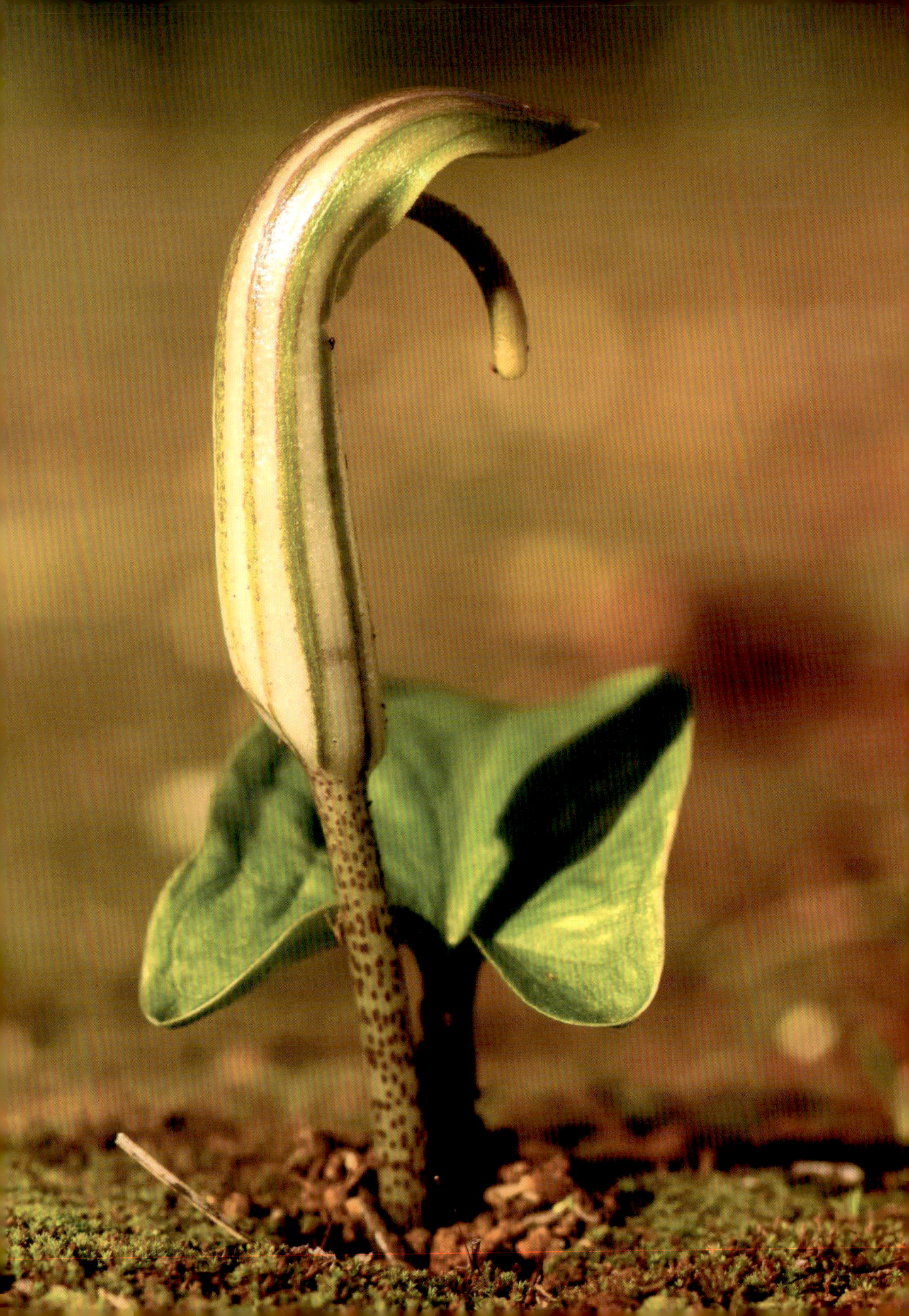

Nur wer weise handelt,
erntet die Früchte des weisen Handelns
und erfährt das Glück seines Erfolges.

– Dies Wissen ist bereits dein,
also hab Mut
und handle nach deinen wahren Werten –

VIMĀNA STHĀNA 4.11

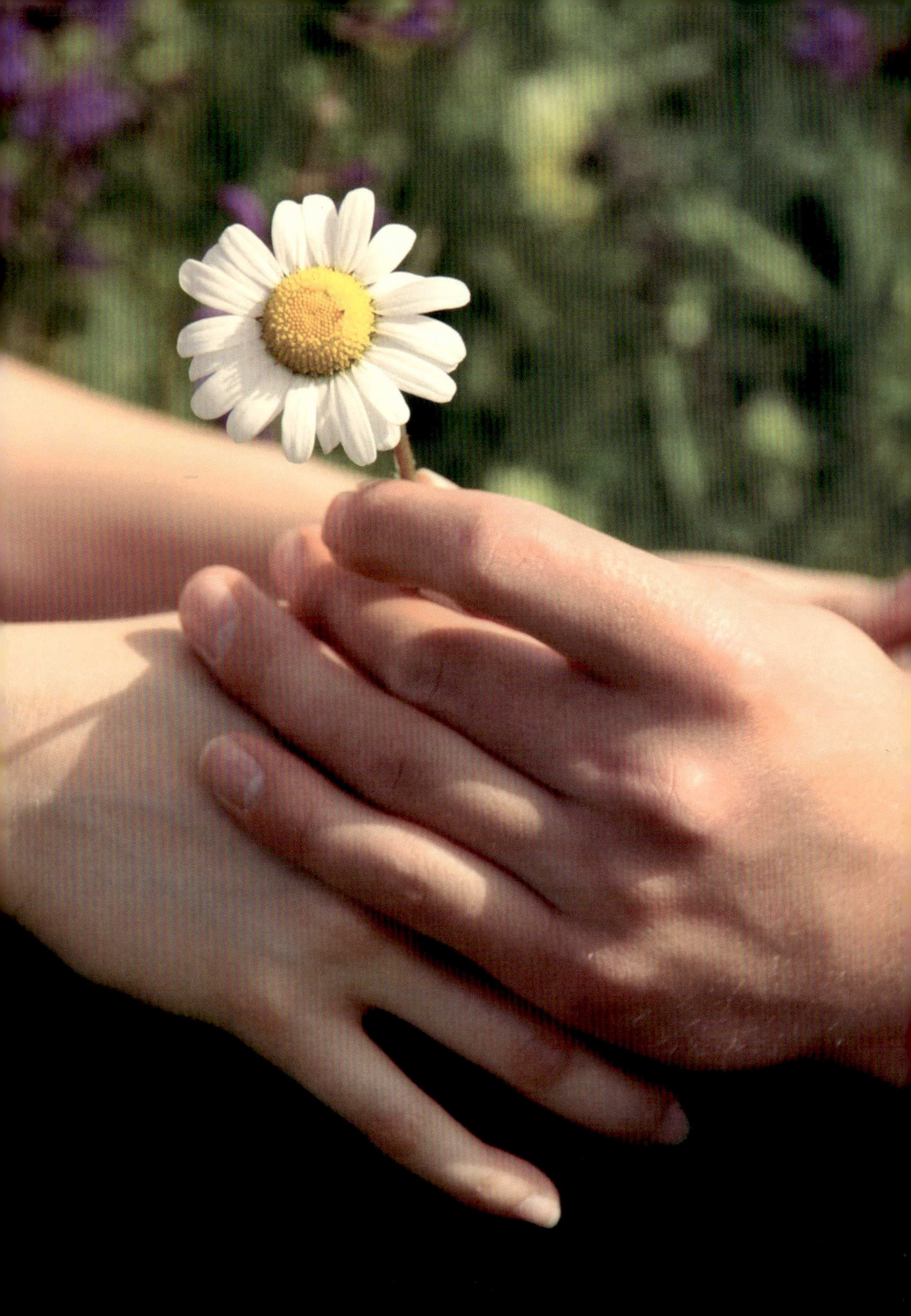

Nur wer mit dem Licht seines Wissens
in das Innerste des Menschen vordringt,
ist in der Lage,
tiefgründig zu heilen.

VIMĀNA STHĀNA 4.12

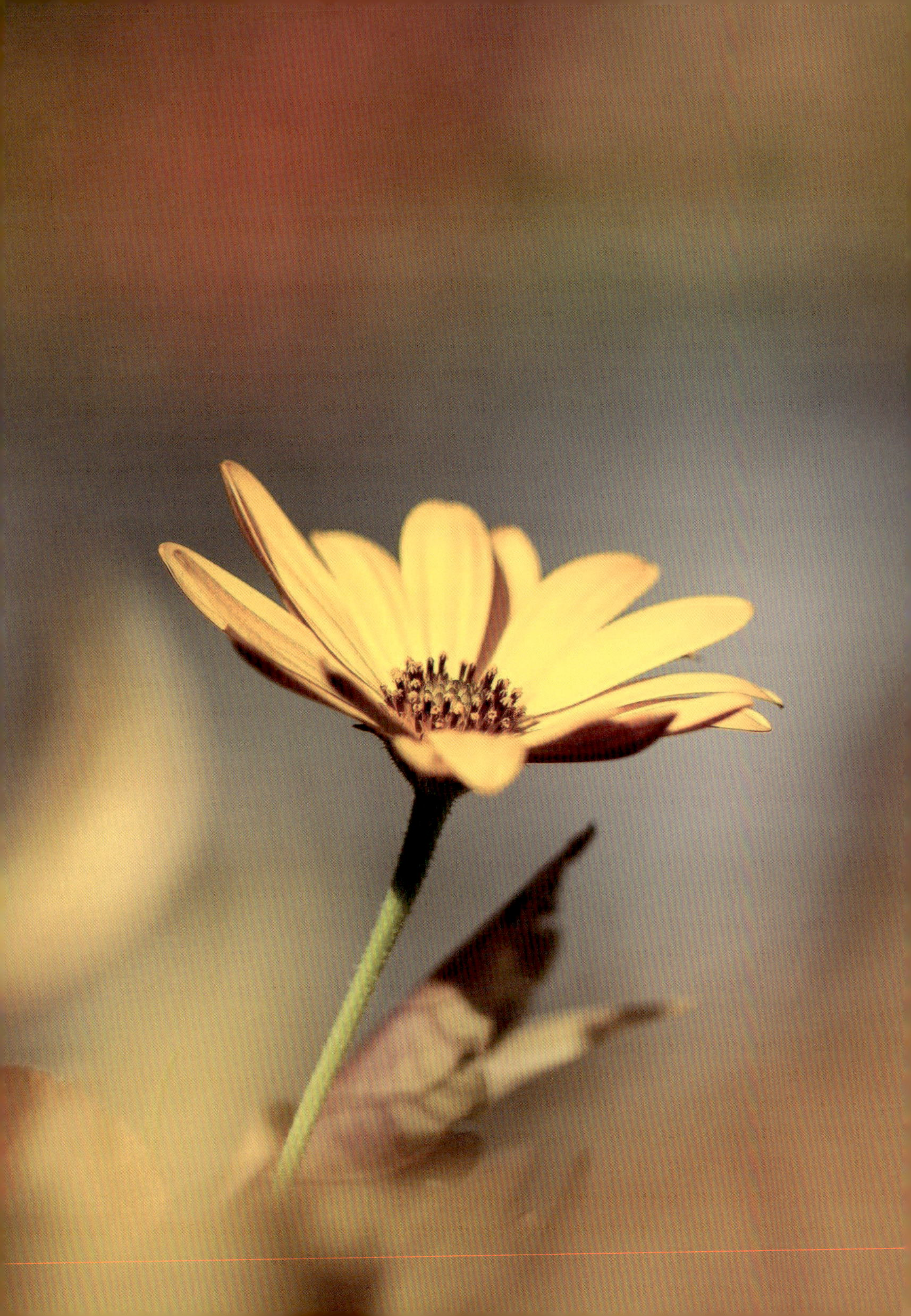

Auch wenn man sehr viel weiß,
sollte man sich nicht zu sehr
mit seinem Wissen rühmen.
Denn wer zu sehr mit Wissen prahlt,
verjagt die Menschen
und verliert an Autorität.

– Sei daher wissend in dir selbst begründet –

VIMĀNA STHĀNA 4.13

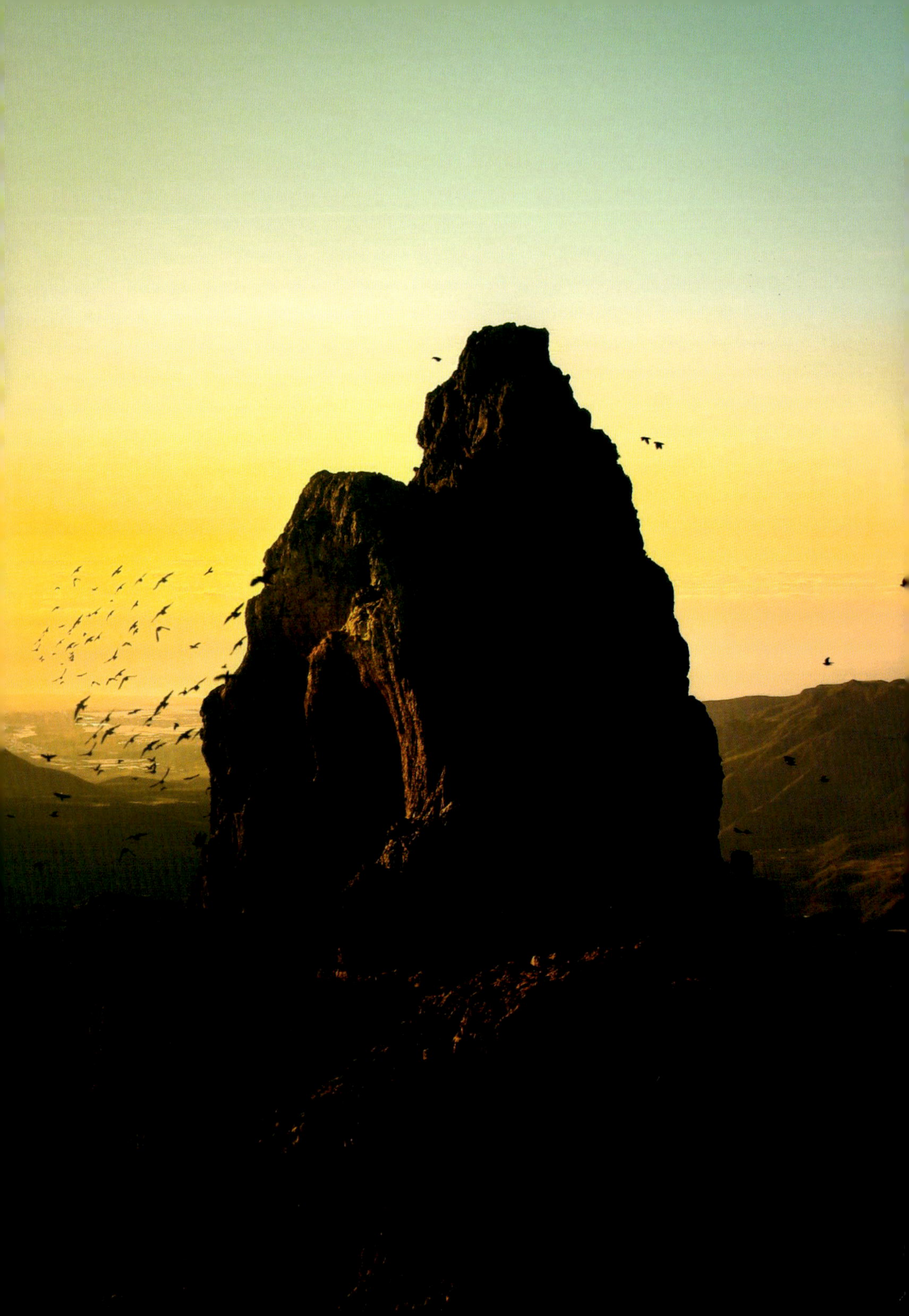

Für die Kenntnis von Ayurveda
gibt es keine Grenzen.

Dieses Wissen stets achtsam zu vermehren
ist es wahrlich wert.
Denn für den weisen Menschen
ist die ganze Welt ein Lehrer,
während sie für die Unklugen ein Feind ist.

Daher folgen die Klugen dem Rat jenes Menschen,
der Reichtum in die Welt bringt, ehrenvoll handelt,
die Lebensdauer anderer fördert
und Glück für andere bringt
– selbst wenn dieser Mensch
von den Unklugen als Feind gesehen wird.

VIMĀNA STHĀNA 8.14

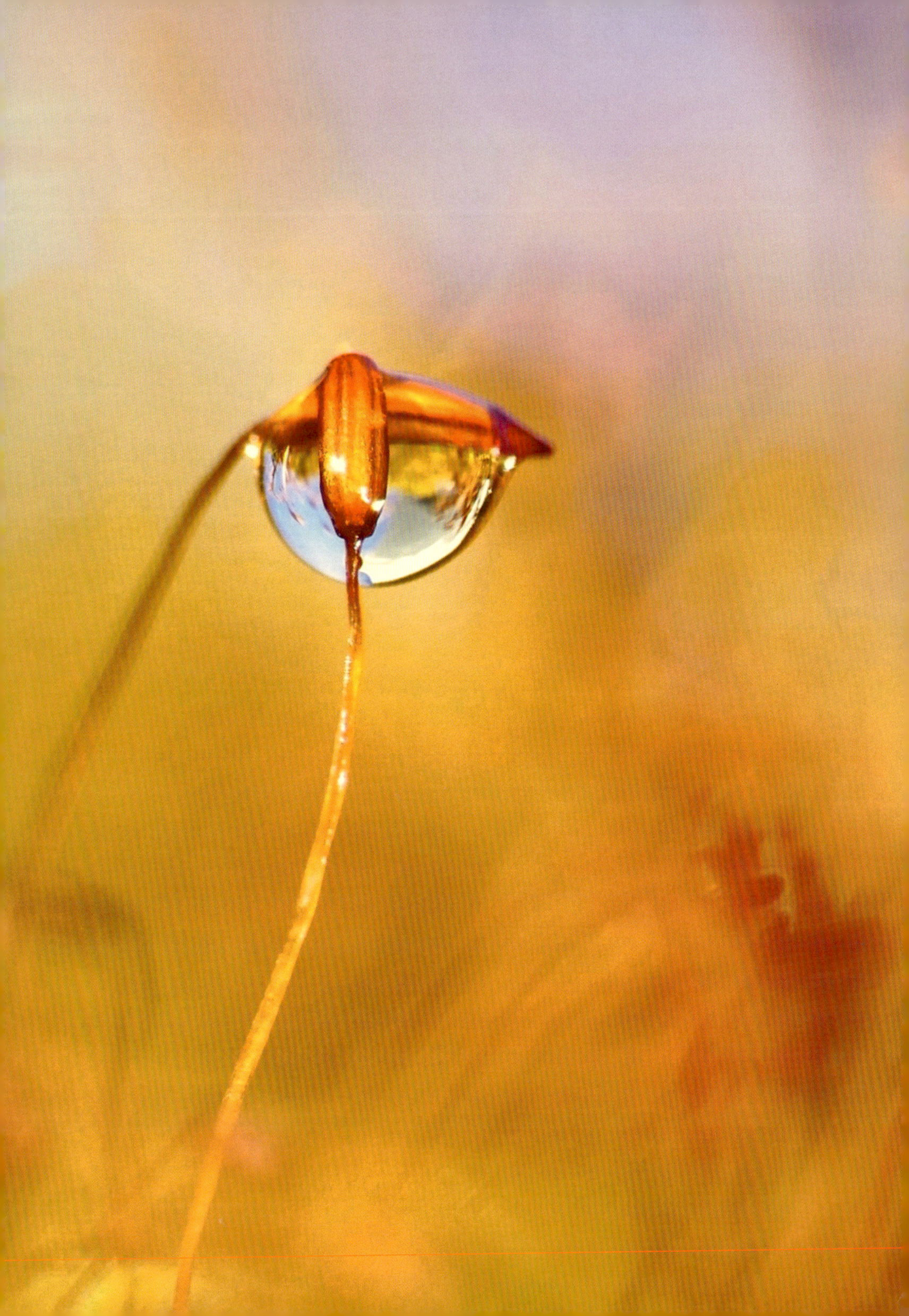

So wie sich ein und derselbe Ton
unterschiedlich anhört,
je nachdem, mit welchem Instrument er gespielt wird,
so unterscheidet sich auch die Wahrnehmung
von ein und derselben Sache,
je nachdem wie Seele, Geist und Sinne
aufeinander eingestimmt sind.

– Dies ist die Melodie des Lebens,
sie wird gespielt
von dir selbst –

ŚĀRĪRA STHĀNA 1.32-34

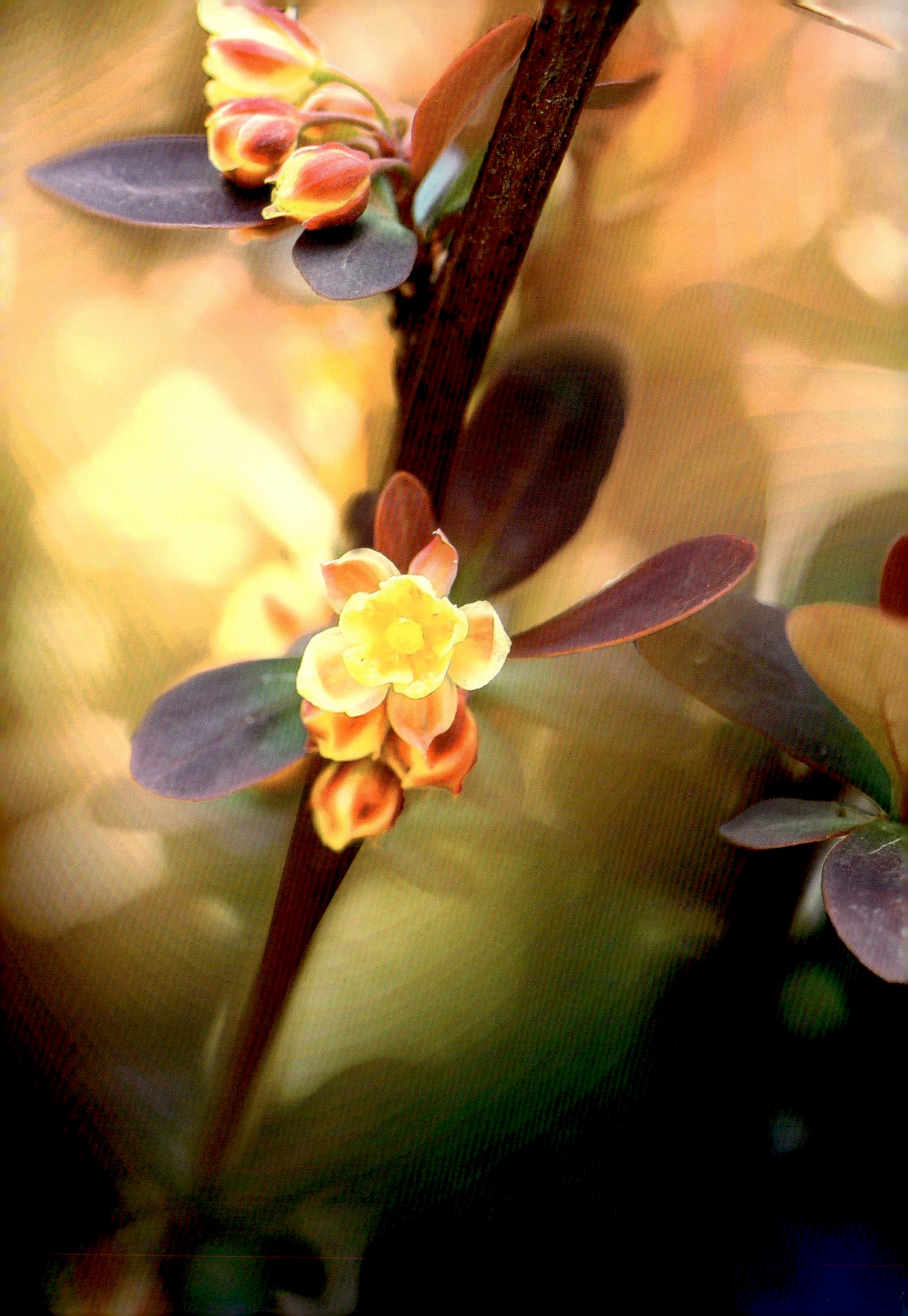

Kann ein Krug ohne Töpfer
allein aus den Materialien
wie Lehm, Wasser und der Töpferscheibe geformt werden?
Kann ein Haus mit Erde, Stroh und Balken gebaut werden,
wenn es keinen Maurer gibt?

Wenn die Antwort in diesen beiden Fällen „nein" lautet,
wie könnten wir dann annehmen,
dass der Körper allein durch das Zusammenkommen
verschiedener Organe, ohne einen bewussten Geist,
geschaffen wird?

Nur ein Unwissender
– ohne rationale Anschauung
und ohne Wissen – kann so etwas annehmen.

ŚĀRĪRA STHĀNA 1.43-44

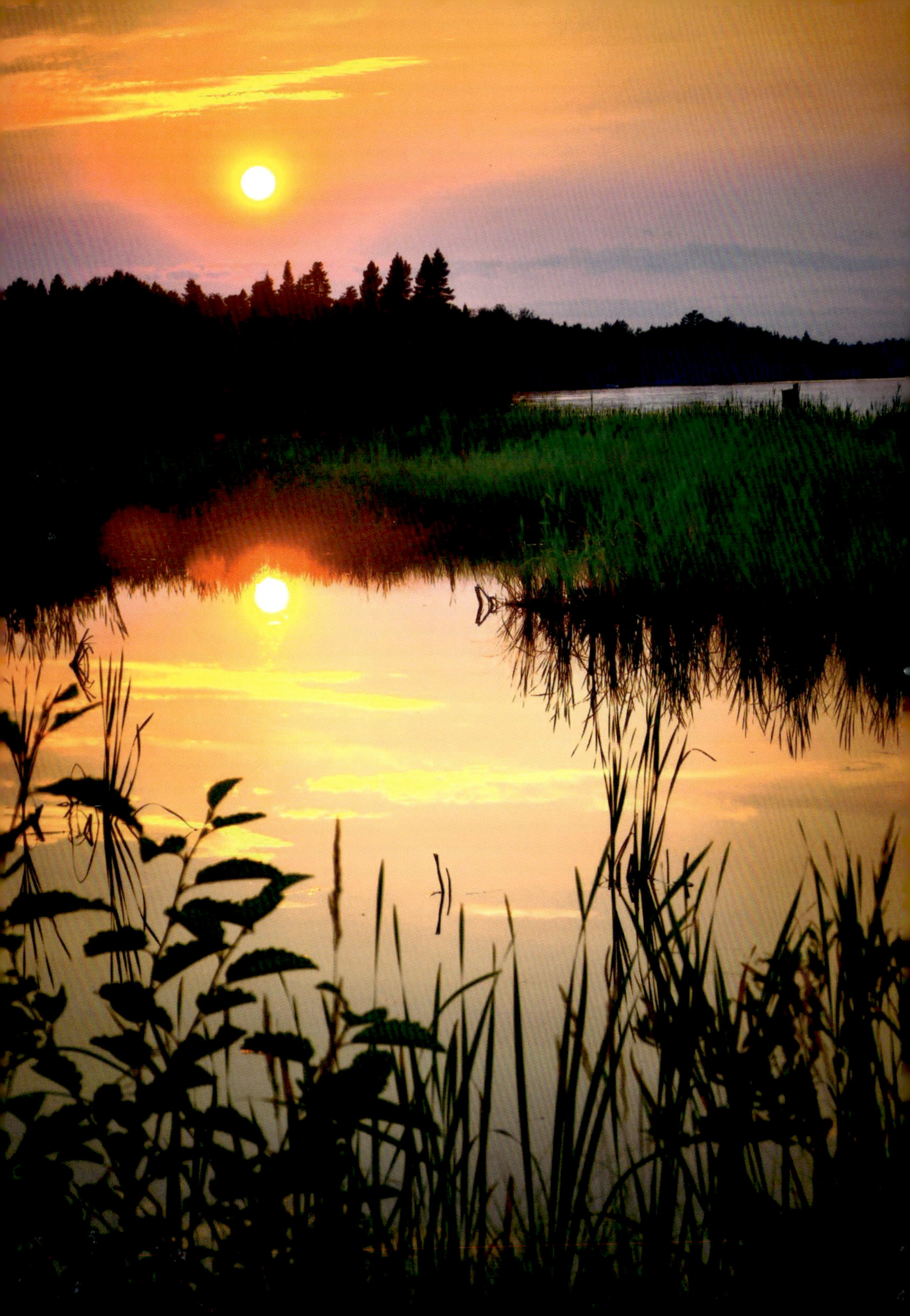

Nur mit einem Spiegel,

der frei von Dreck und schmutzigem Wasser ist,

kann man die wahre Reflexion

des eigenen Bildes sehen.

Ähnlich verhält es sich mit dem geklärten Geist,

der die wahre Reflexion des Selbst erkennt.

ŚĀRĪRA STHĀNA 1.55

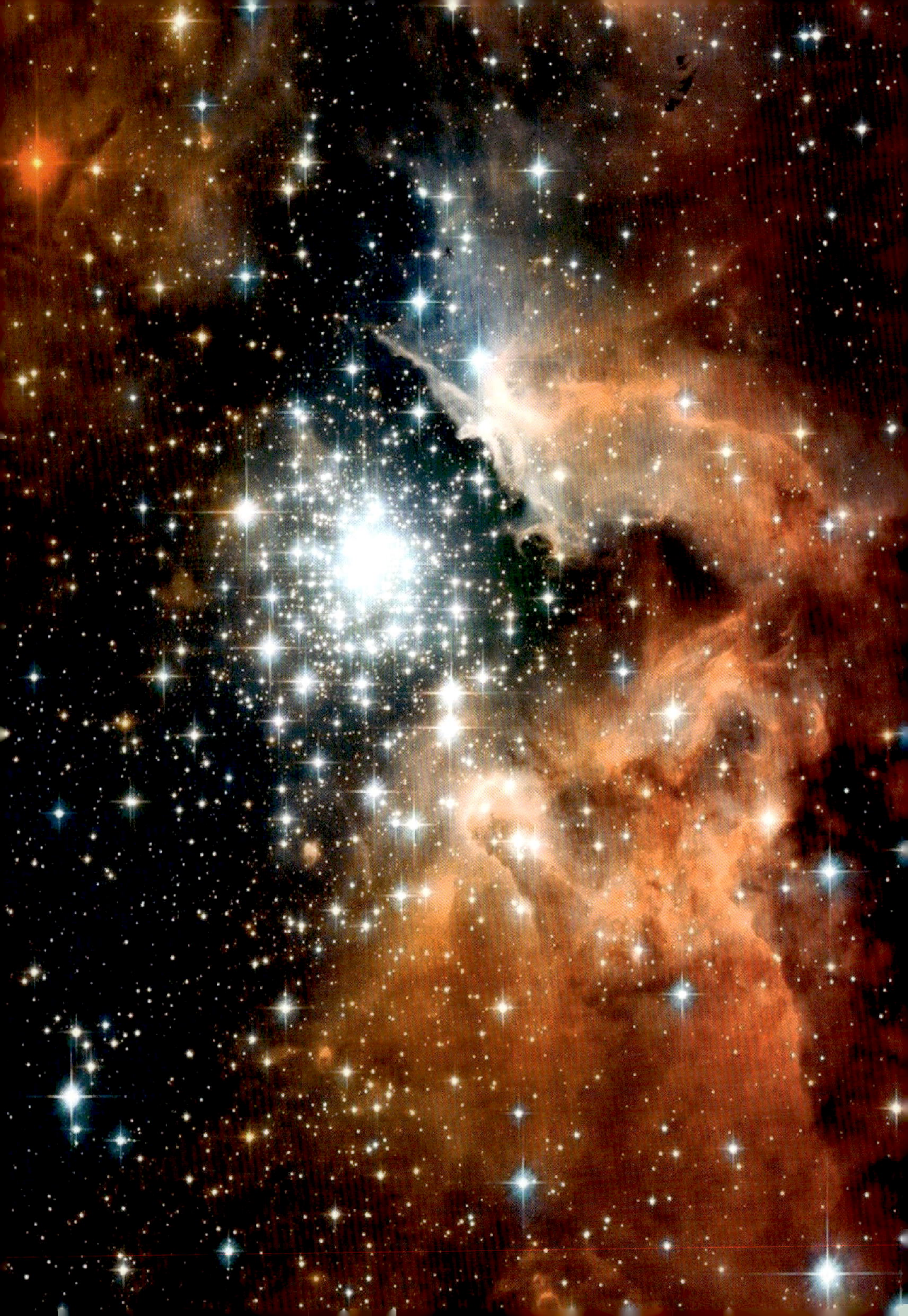

Das allumfassende Bewusstsein
ist ohne Anfang und ohne Ende.
Es existiert ohne Ursache.

Und alles, was ohne Ursache existiert,
ist ewig.

– So bist auch du im Innersten ewig –

ŚĀRĪRA STHĀNA 1.59

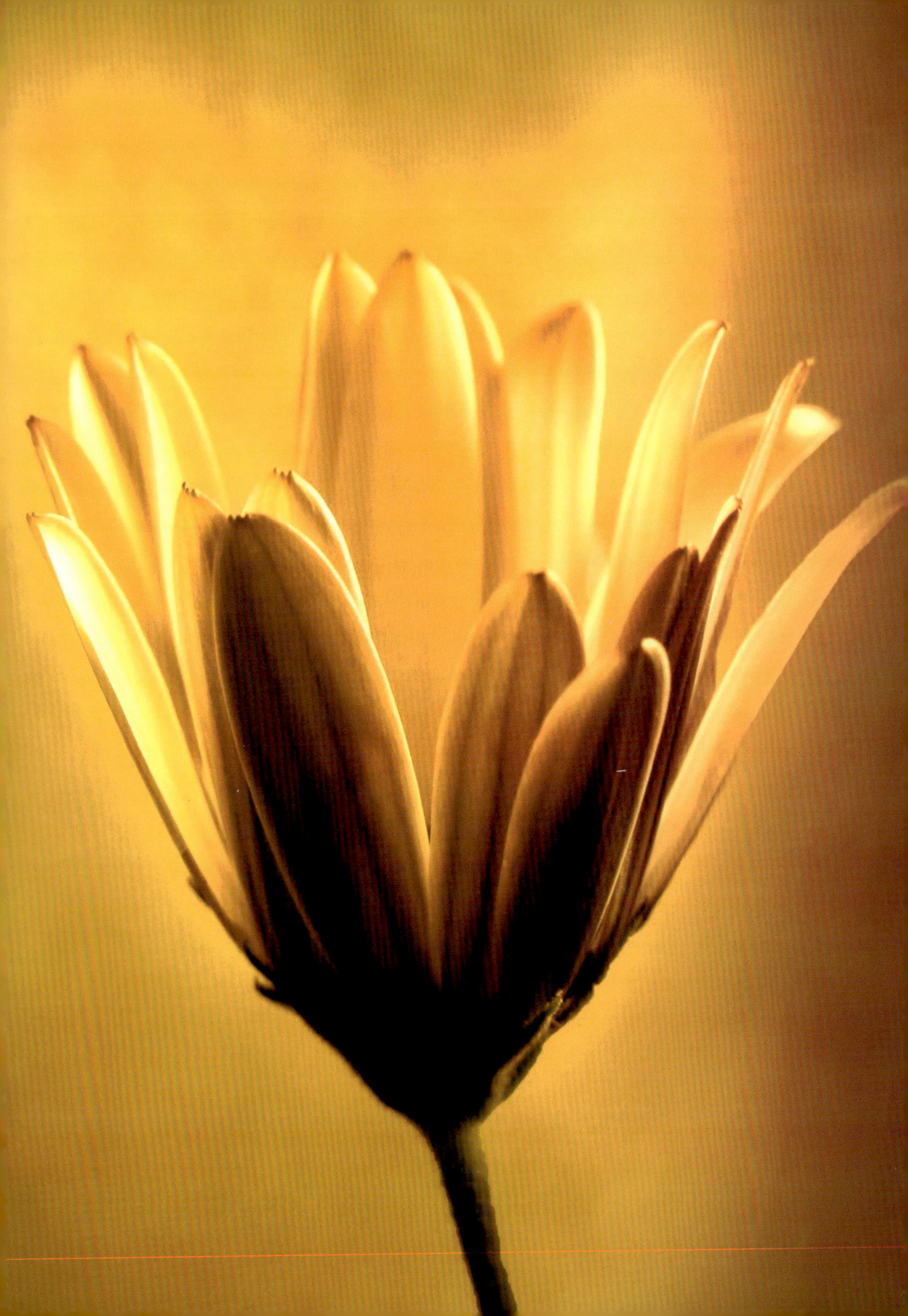

Zum Zeitpunkt des Todes
löst sich die Seele von allem Manifesten.

Alles Manifeste, der Körper und der Verstand
dienen dem Weg der Erkenntnis.

Diejenigen,
die mit Anhaftung und Egoismus verbunden sind,
durchlaufen den Prozess der Geburt und Wiedergeburt.

Andere,
die in Liebe und Selbsterkenntnis weilen,
erleben glückselige Befreiung.

ŚĀRĪRA STHĀNA 1.67-69

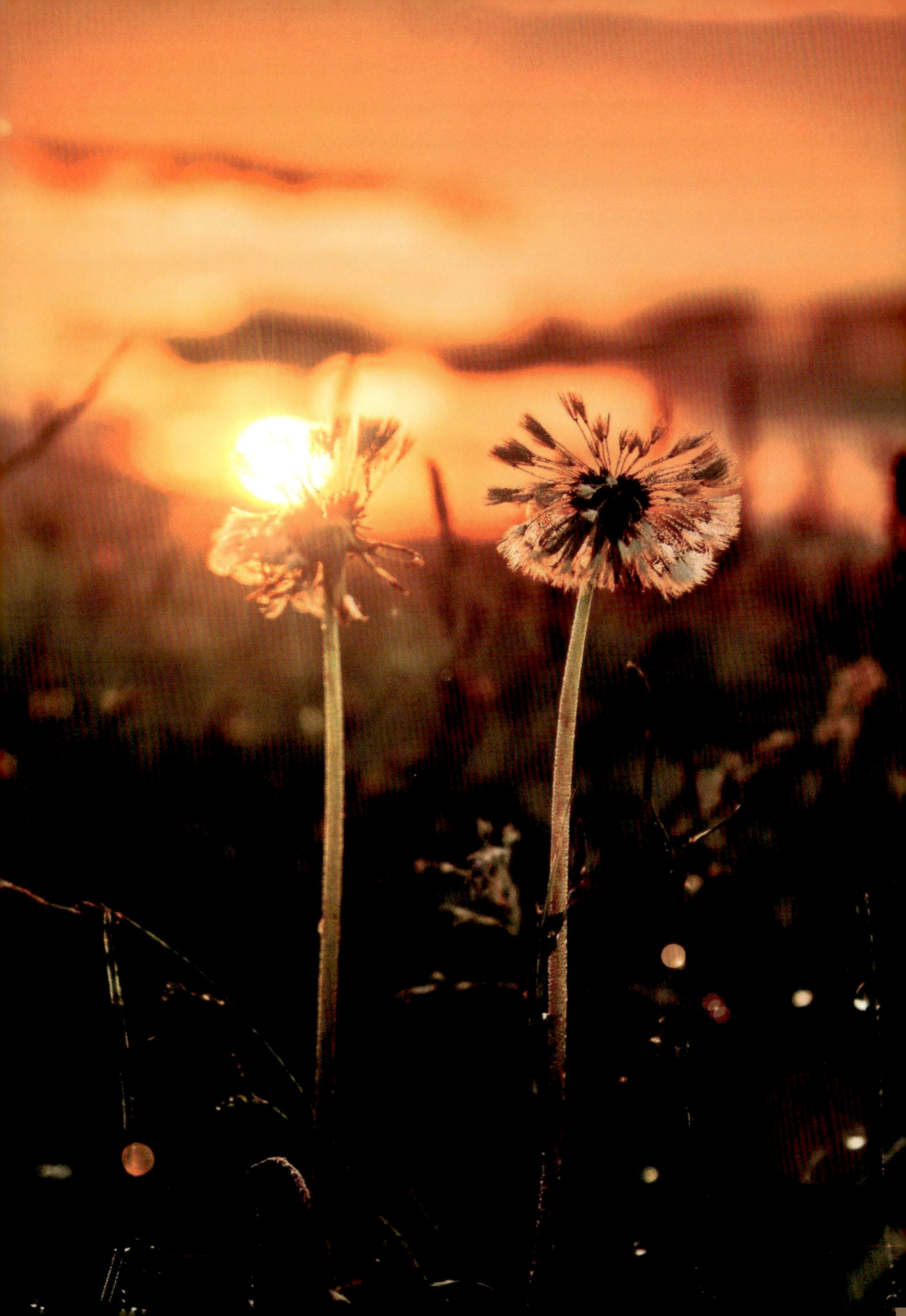

Das Ende allen Leidens
wird durch die Loslösung
jeglichen Festhaltens erreicht.
Inneres Festhalten ist die Ursache allen Leidens.
Die Loslösung des Festhaltens
führt zum Ende allen Leidens.

Ein unwissender Mensch ist wie ein Seidenwurm,
der sich mit seinen eigenen Fäden umwickelt.
Von weltlichem Leid gefesselt,
versorgt er sich selbst mit Anhaftung und verkommt.

Ein weiser Mensch, der die wahre Natur der Dinge erkennt,
hält an nichts fest
– mit dem Ergebnis, dass das Leid ihn nie berührt.

ŚĀRĪRA STHĀNA 1.94-97

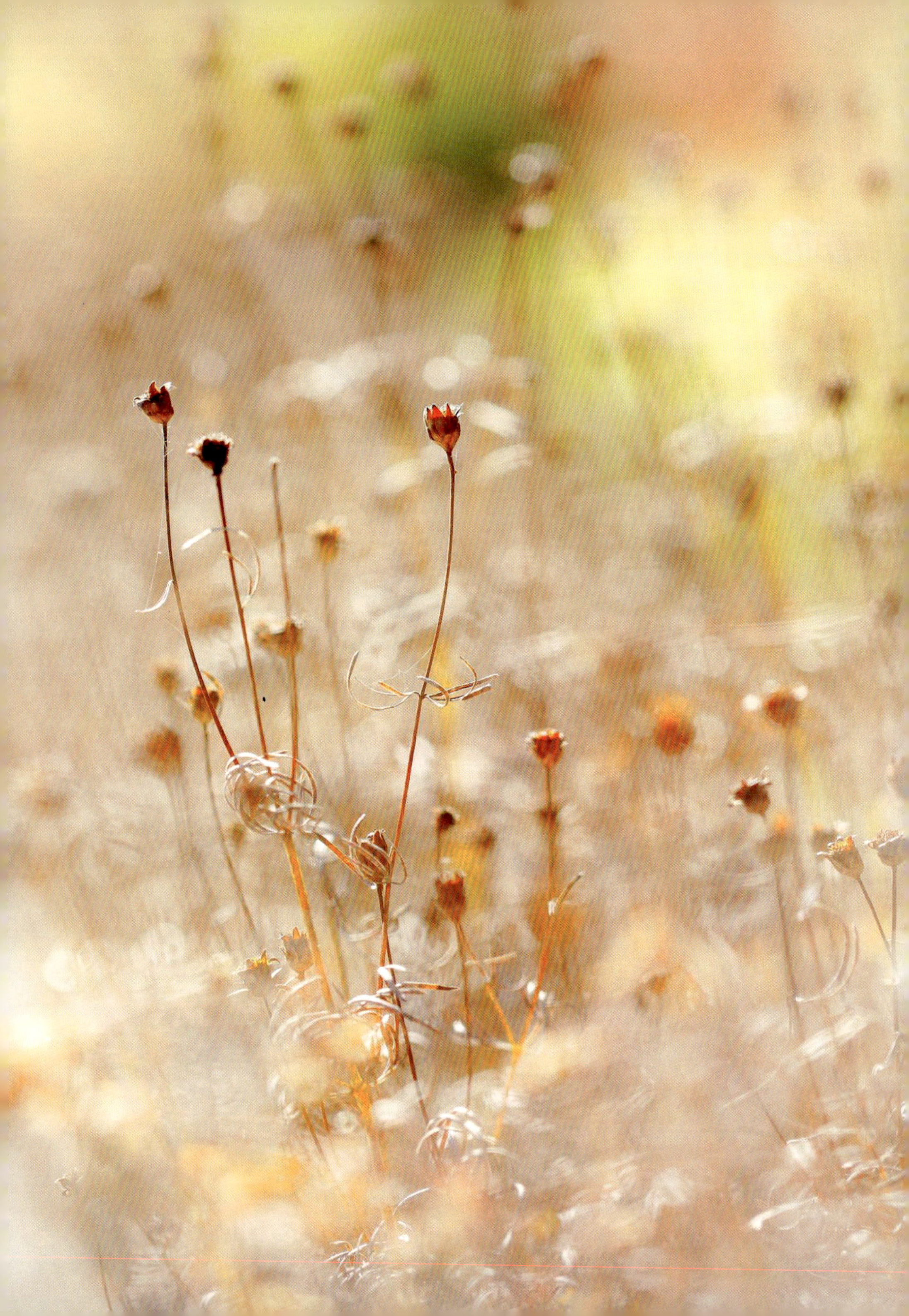

Yoga

ist ein Weg zur inneren Loslösung,

zum Erreichen von wahrer Befreiung

und tiefstem Frieden.

– Der Weg des Yogas

und der Weg des Ayurvedas

führen zum gleichen Ziel,

zur Freiheit von jeglichem Leid

beim Einswerden mit Allem –

ŚĀRĪRA STHĀNA 1.137

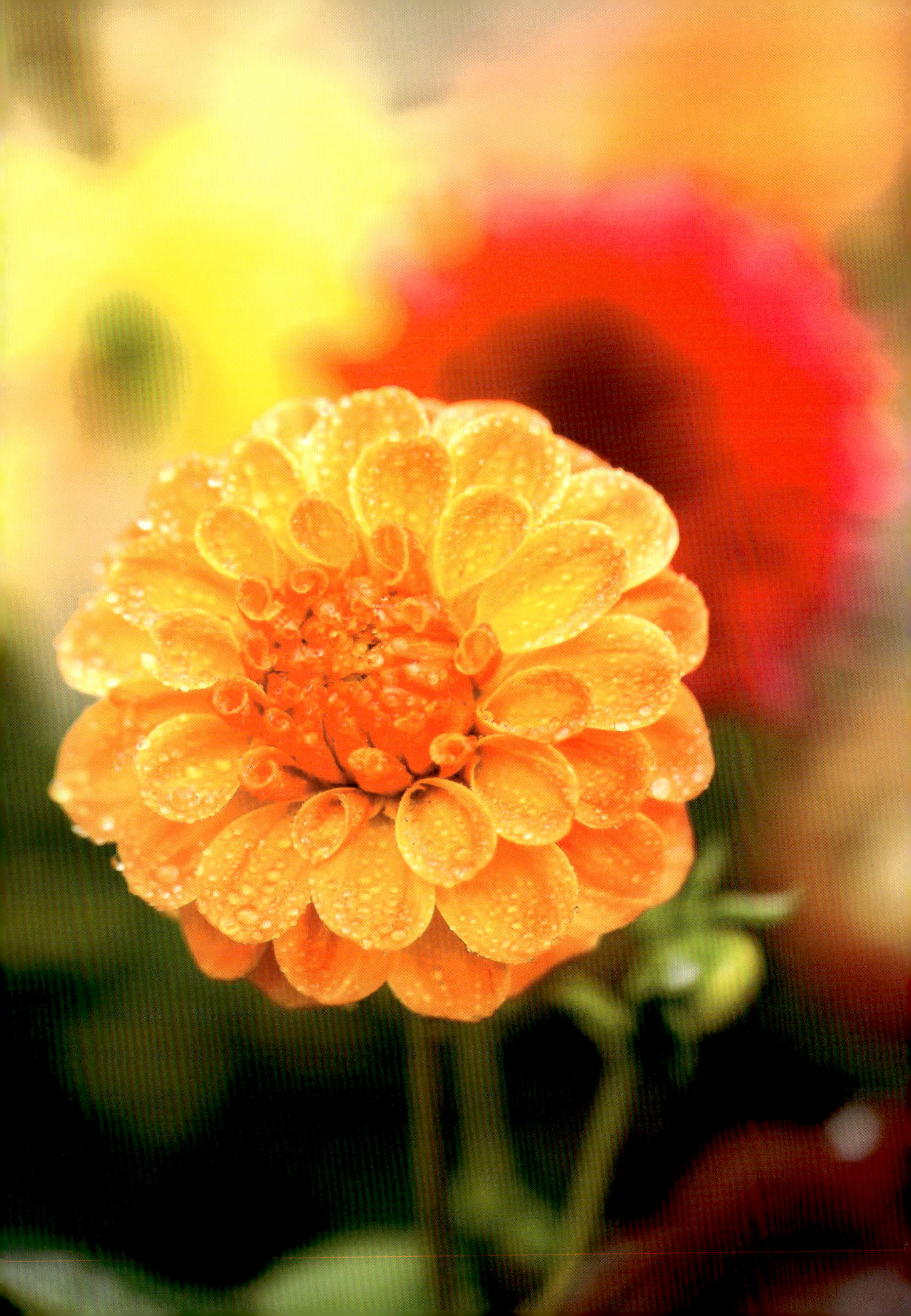

Alles Leid erlischt,

wenn der Geist sich auf die Seele besinnt.

Dieser Zustand,

welcher auch als höchstes Glück bekannt ist,

wird Yoga genannt.

Er vollbringt wahre Wunder,

sowohl im Körper

als auch im Geist.

ŚĀRĪRA STHĀNA 1.138-139

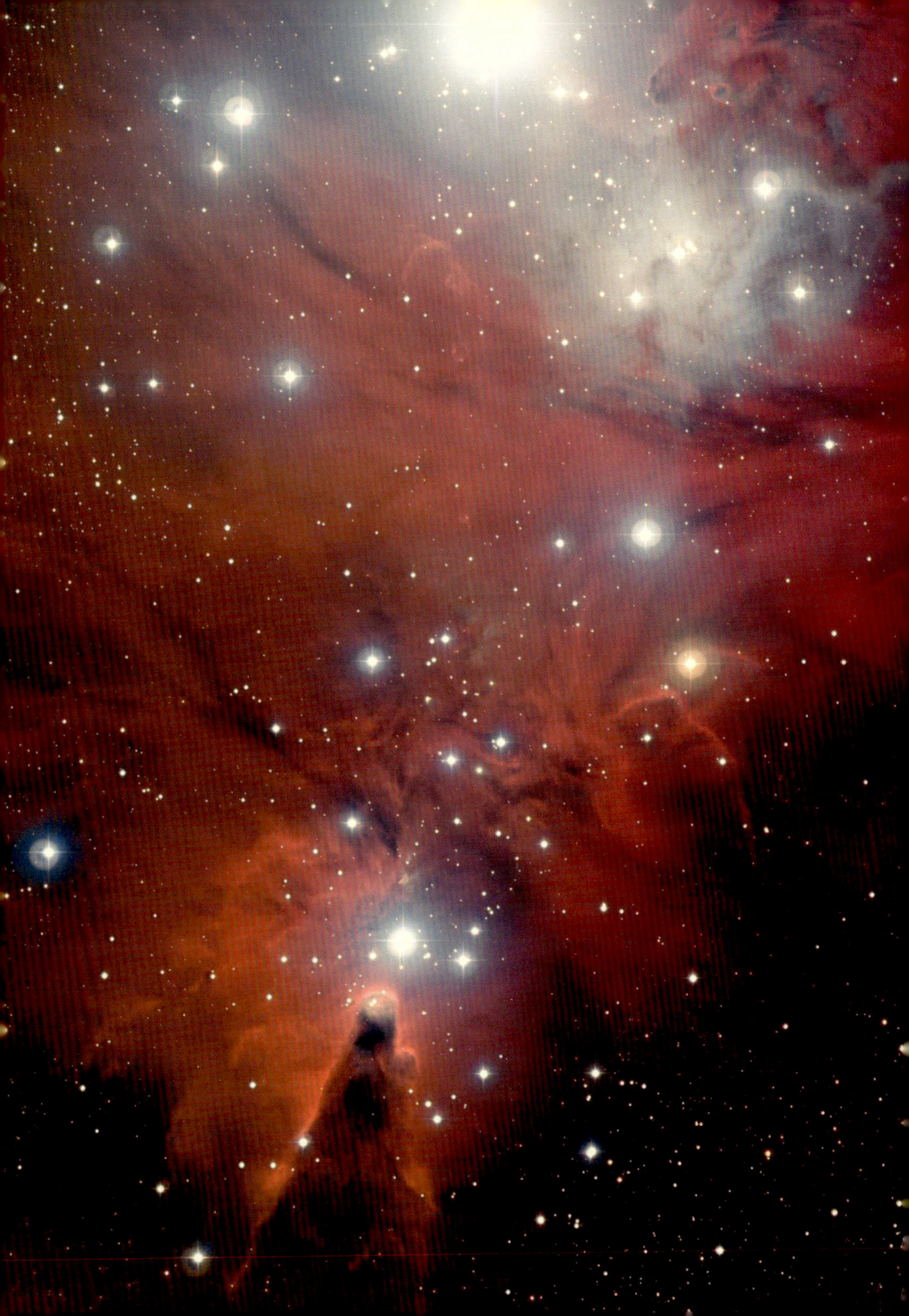

All die Wunder des Lebens
kannst du selbst erreichen,
indem du dich immer wieder daran erinnerst,
dass dein höchstes Bewusstsein
sich von Körper, Geist
und der Sinneswahrnehmung
unterscheidet
und dass Letzteres
nichts mit Ersterem zu tun hat.

ŚĀRĪRA STHĀNA 1.146

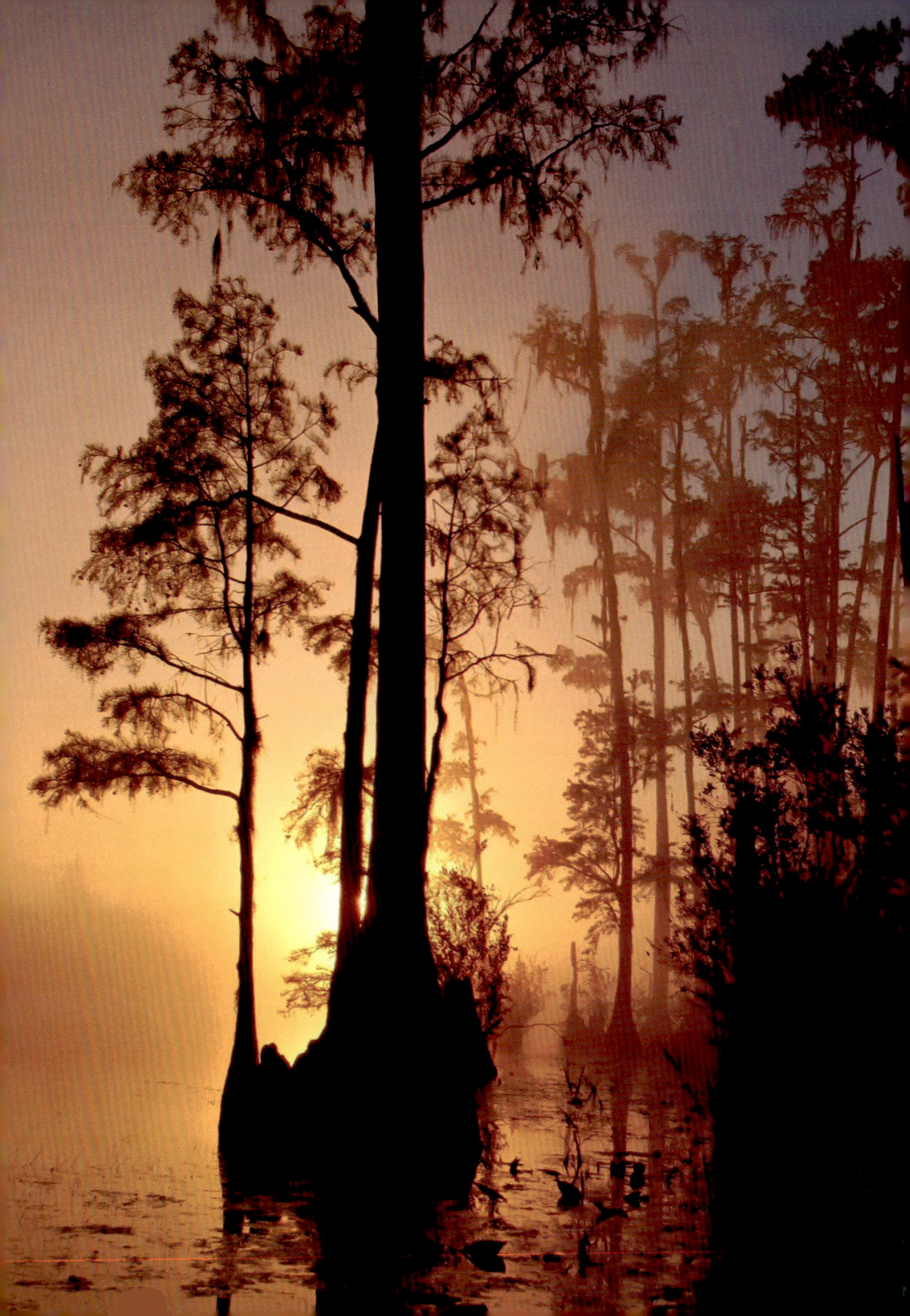

Wenn man sich nur
an die wahre Natur der Dinge erinnert,
wird man frei von jedem Leid.

ŚĀRĪRA STHĀNA 1.149

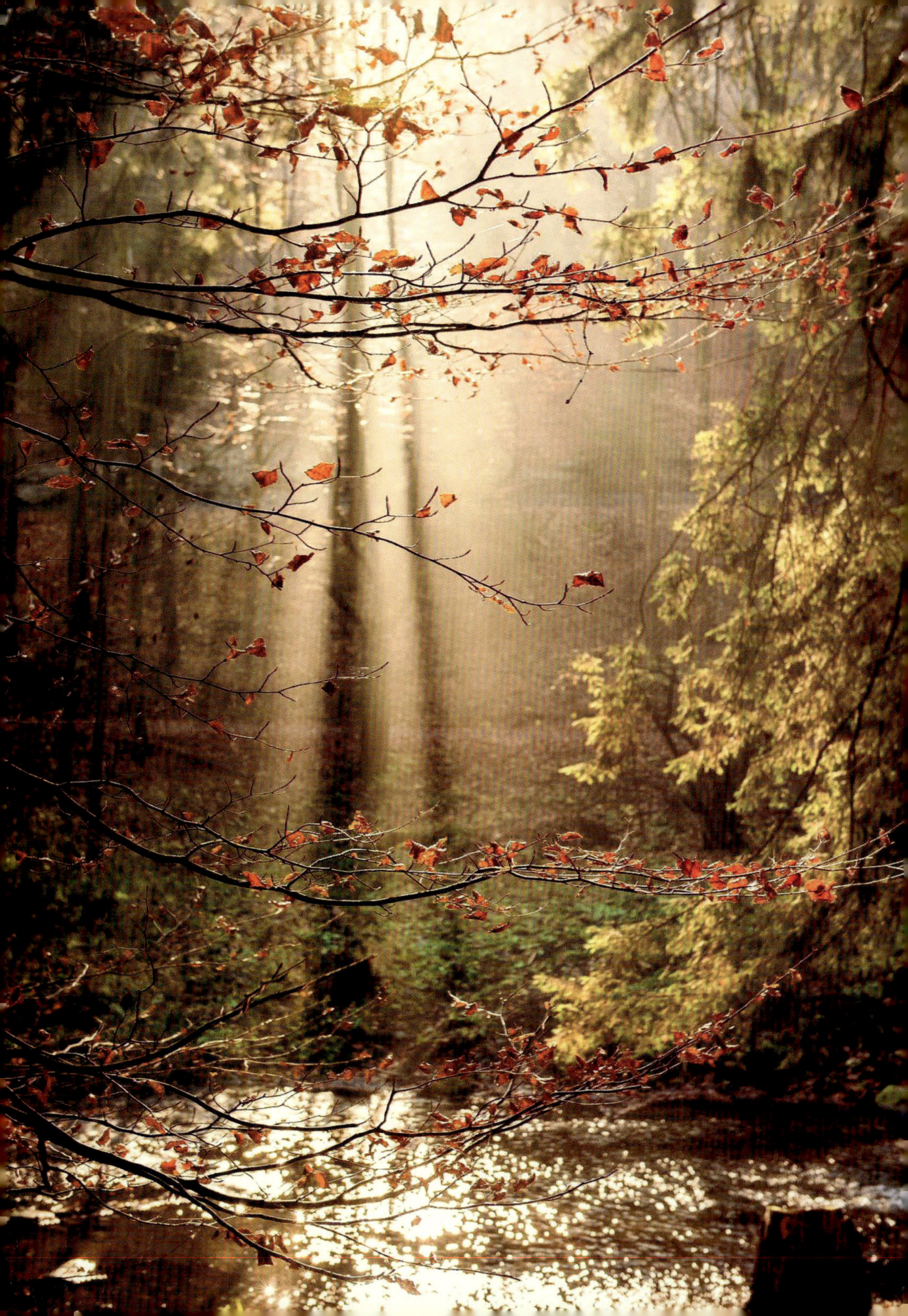

Die Kraft des Erinnerns

ist der beste Weg zur Selbstverwirklichung.

– Je mehr du dich erinnern kannst,

desto mehr erkennst du dich wieder

im unendlichen Sein –

ŚĀRĪRA STHĀNA 1.150

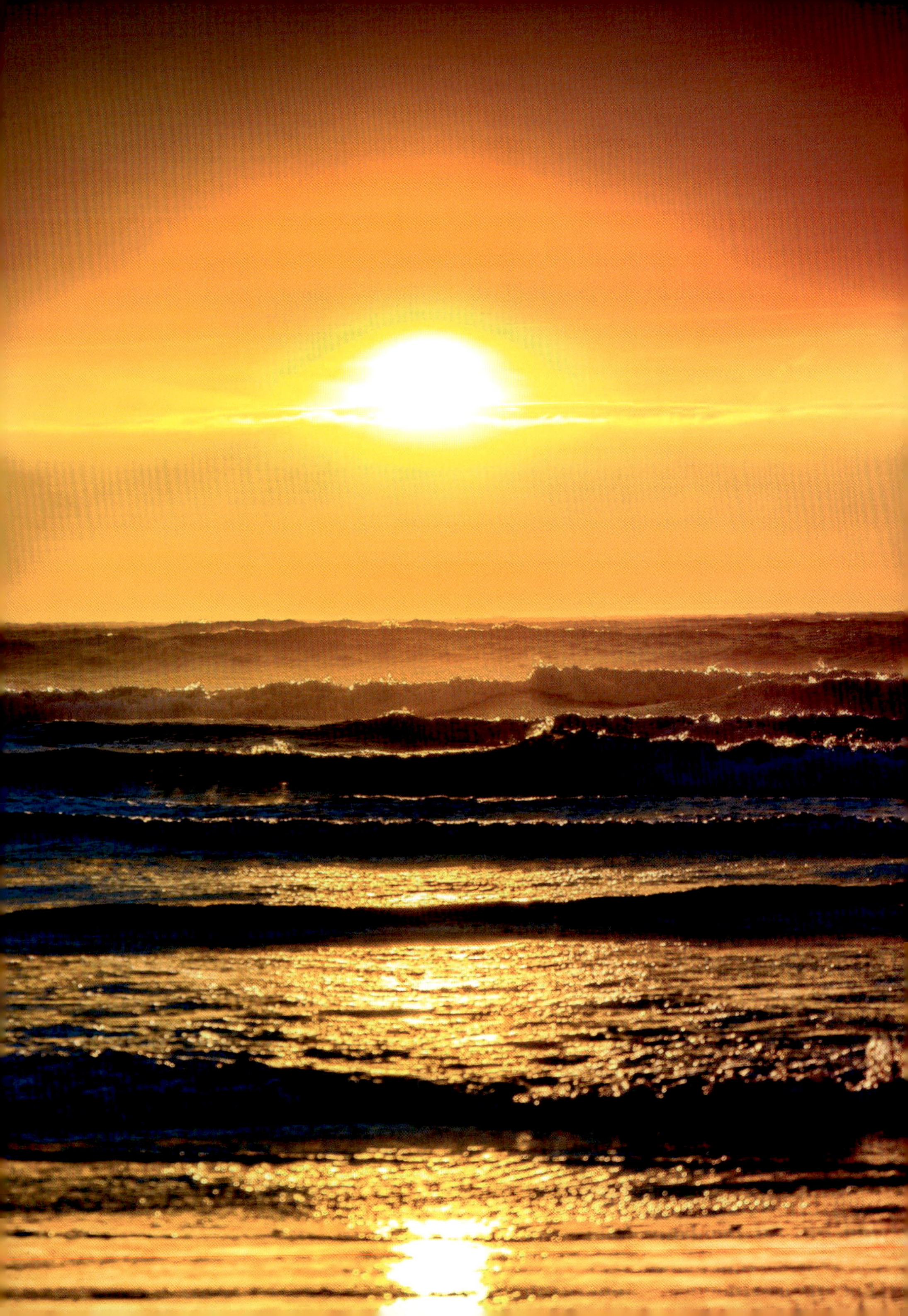

Alles, was eine Ursache hat,
wird früher oder später wieder vergehen.

Der tiefste Kern des Menschen, die Seele,
hat keine Ursache
und wird daher nie vergehen.

Manchmal hat man jedoch das Gefühl,
dass das Vergängliche ewig ist,
solange man es nicht besser weiß.

Sobald man es weiß,
entledigt man sich allen Leidens
und wird wahrlich frei.

ŚĀRĪRA STHĀNA 1.152-153

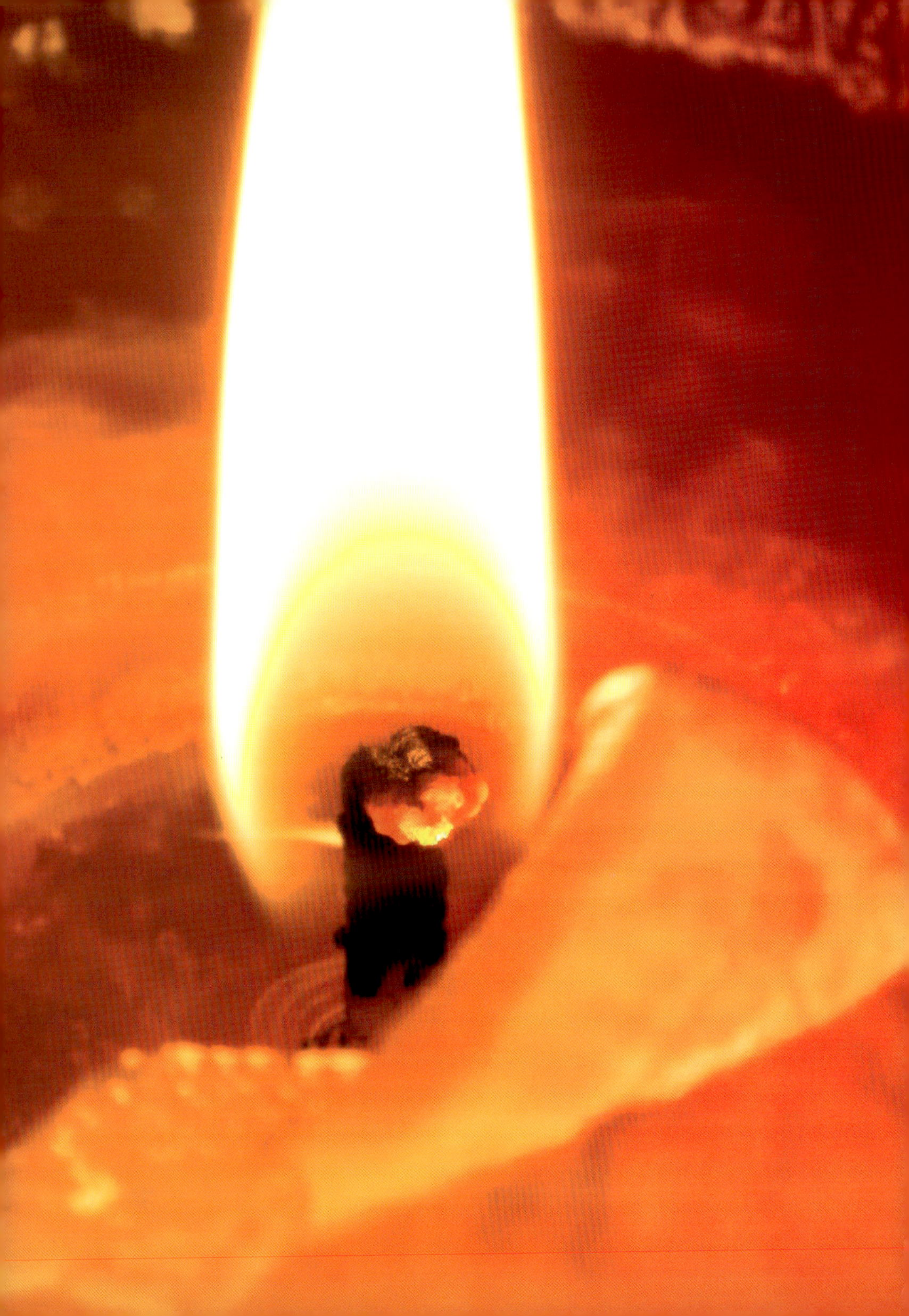

Wer sich selbst kennt,
ist Meister über seine Sinne
und den wankelmütigen, unruhigen Geist.

– Höre daher nie auf,
nach Selbsterkenntnis
und tiefster Wahrheit zu streben –

ŚĀRĪRA STHĀNA 3.21

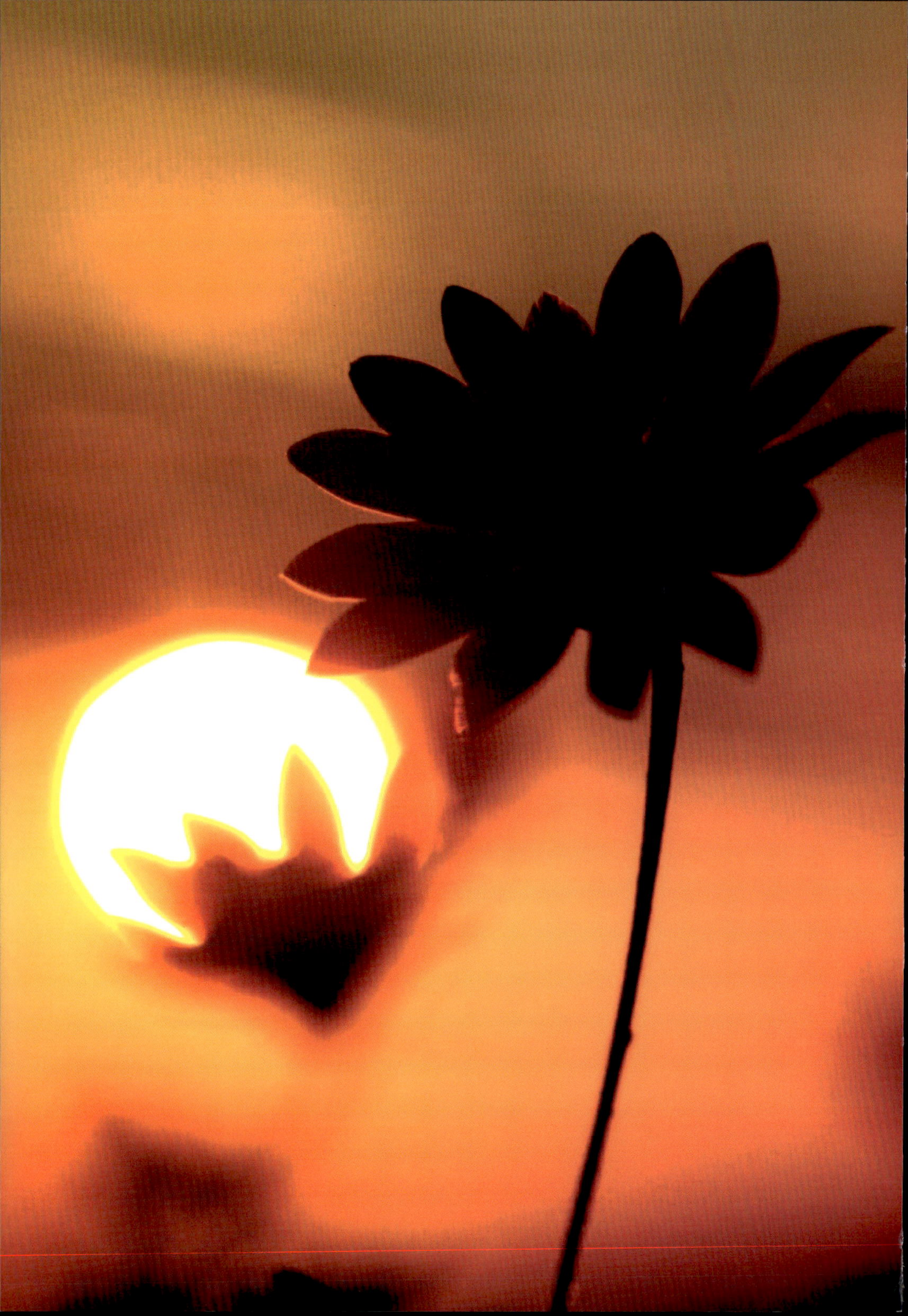

Da nichts geschieht
ohne einen ursächlichen Auslöser,
kann es kein Wissen geben
ohne das Licht der Seele.

ŚĀRĪRA STHĀNA 3.24

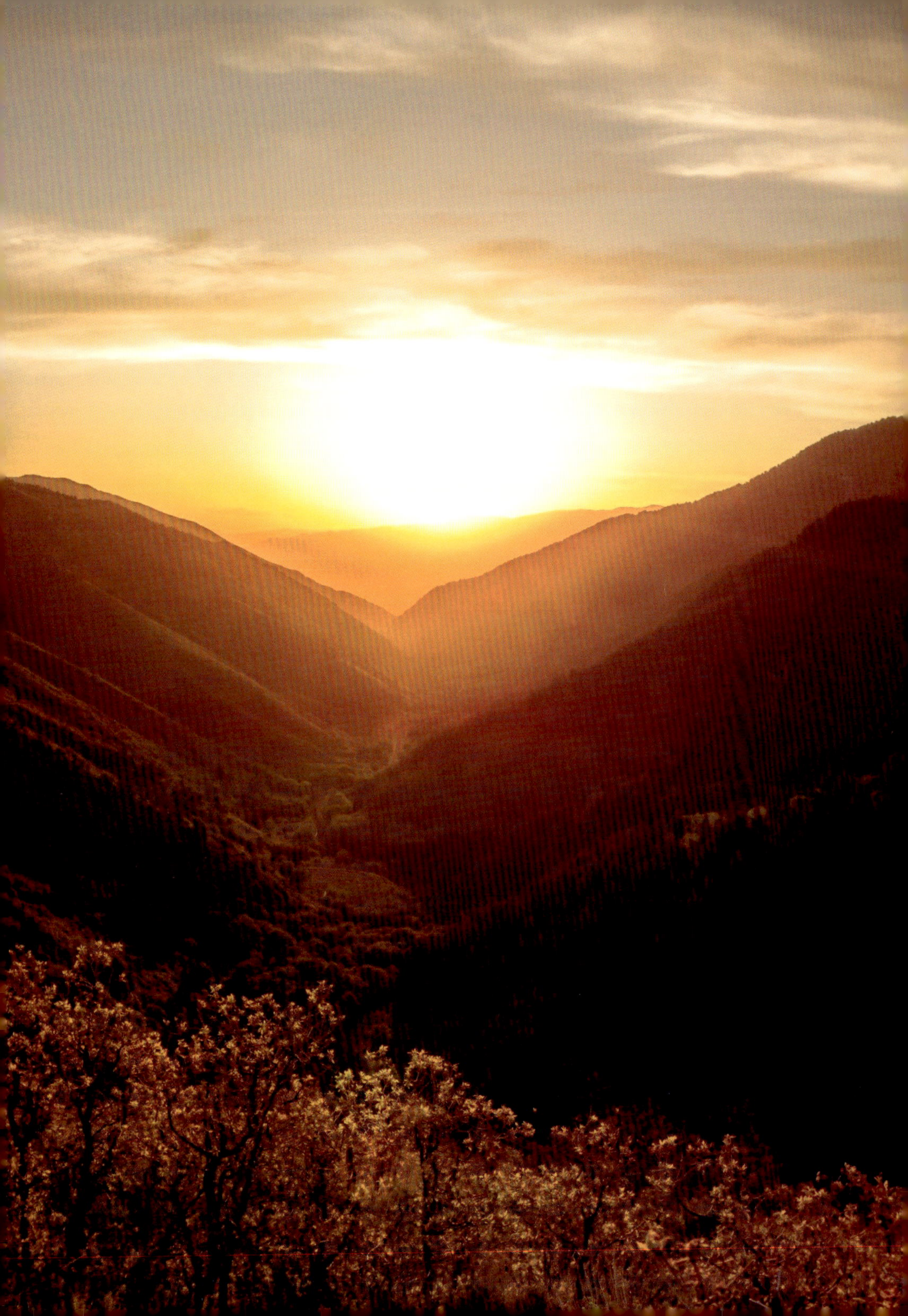

Die Seele
ist das Wissende,
die tiefste Natur,
der Beobachter von allem
und die Ursache selbst.

Dies ist die Schlussfolgerung von allem.
Sei daher ohne Zweifel.

ŚĀRĪRA STHĀNA 3.25

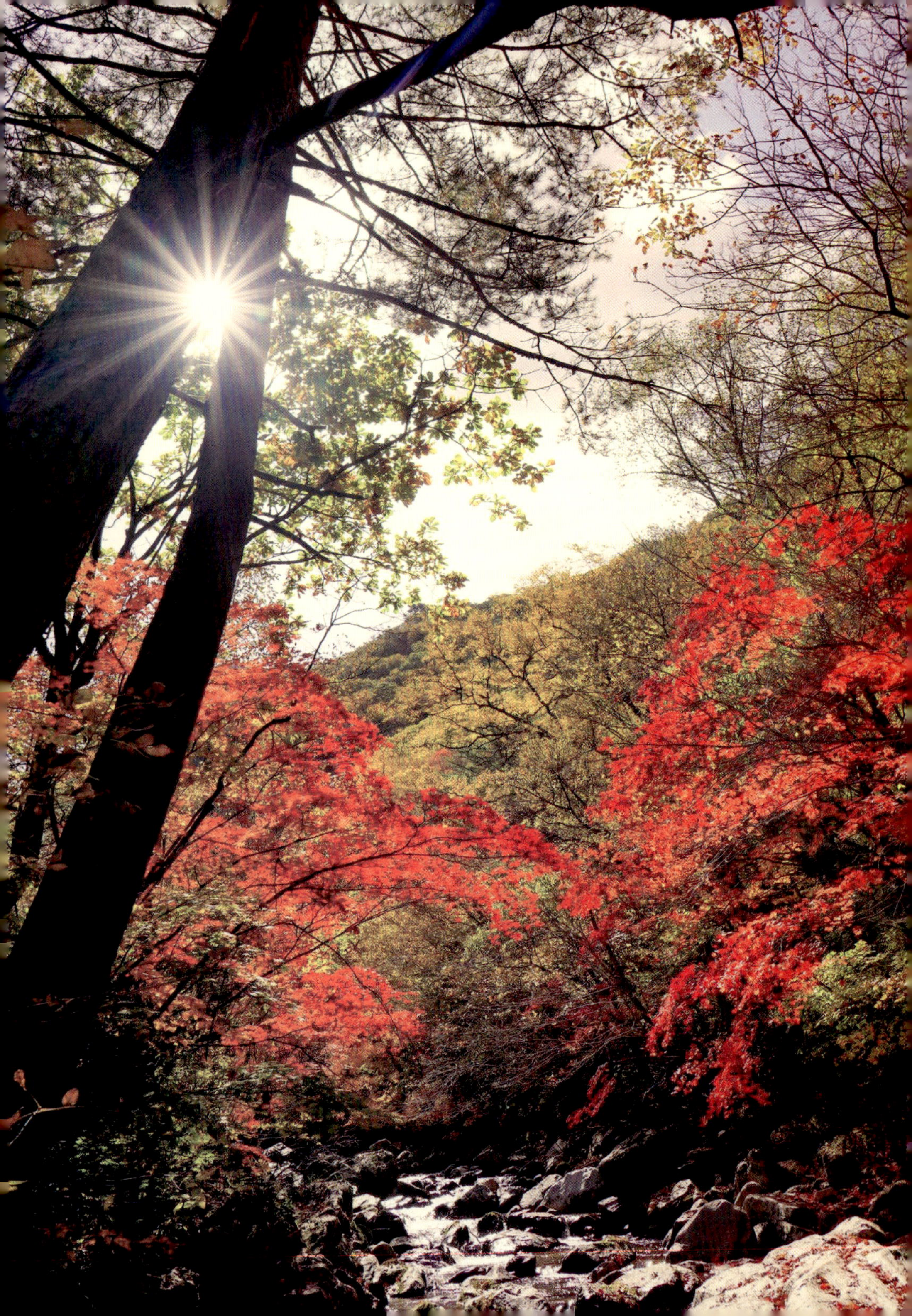

Anhaftung

führt zu Leid.

Innere Loslösung

führt zu Glückseligkeit.

Die Erkenntnis dieser Tatsache

ist Wahrheit.

ŚĀRĪRA STHĀNA 5.8

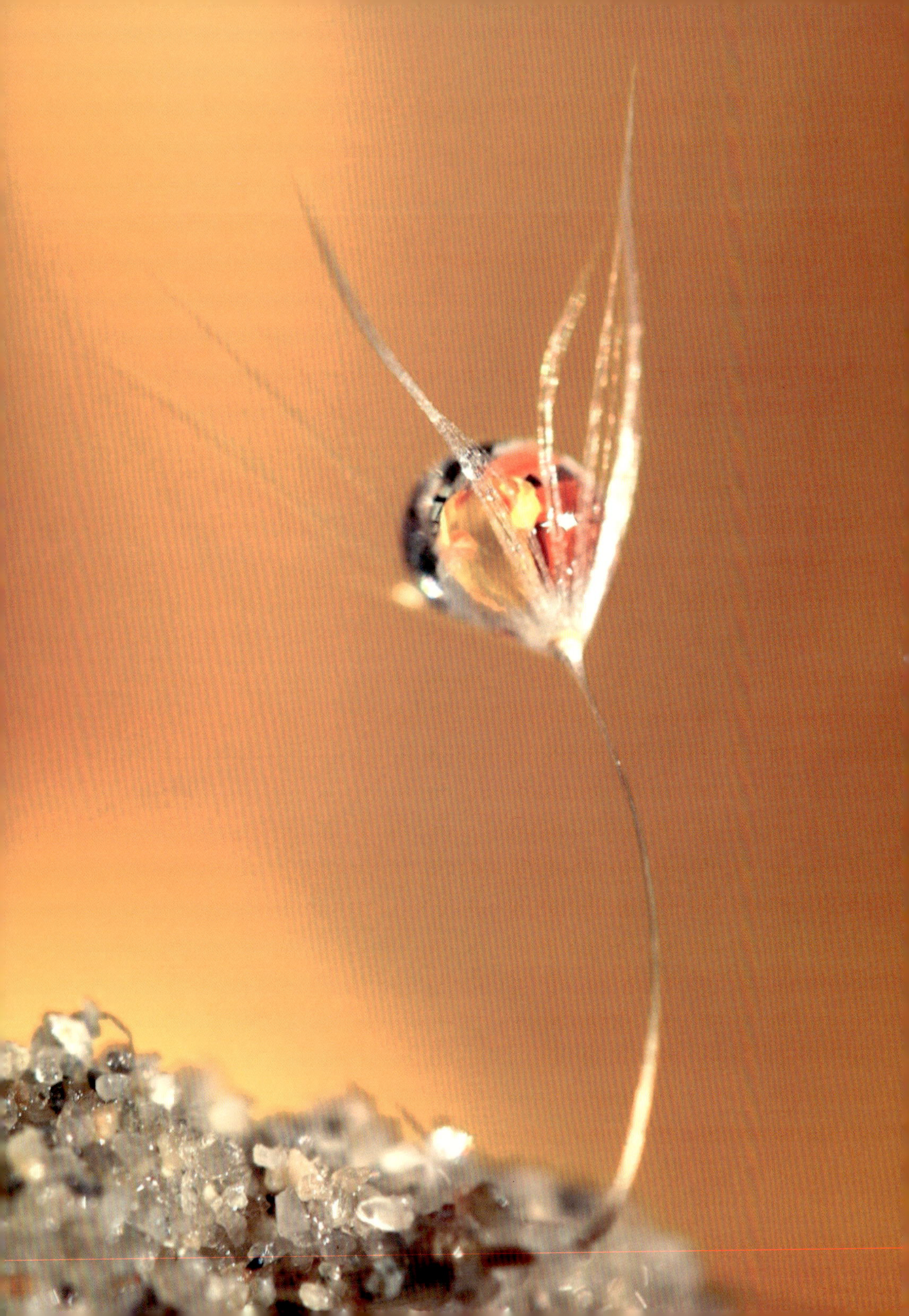

Letztendlich zielt Ayurveda,
jenes tiefe Wissen vom Leben,
auf das Ende allen Leidens,
sowohl des Einzelnen
als auch in der Welt.

– Vermehre Ayurveda, das Wissen vom Leben,
für deine eigene Heilung,
für die Heilung der Menschen
und für des Weltenheil –

ŚĀRĪRA STHĀNA 5.10

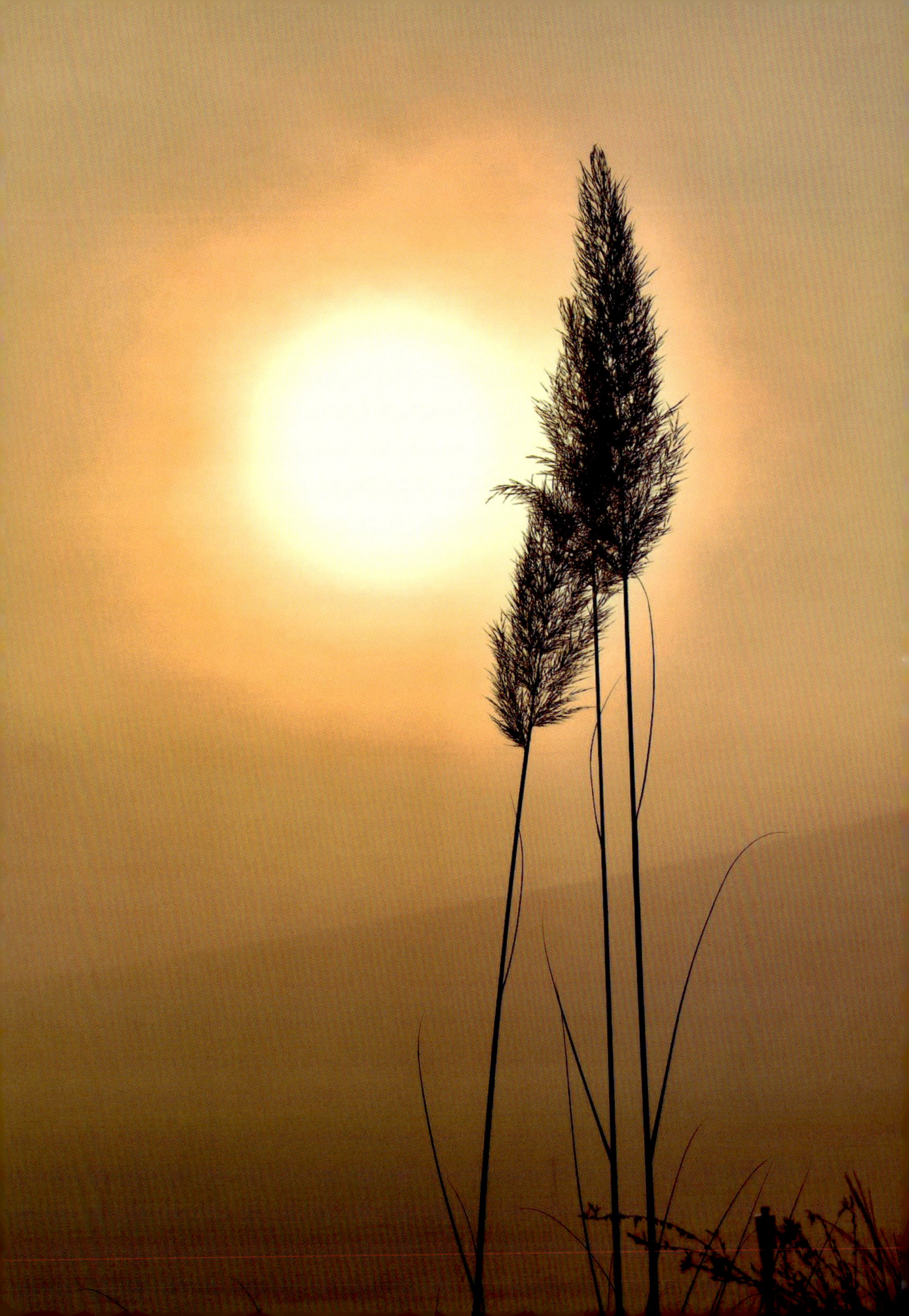

Der geklärte Geist leuchtet
so wie die Kugel der strahlenden Sonne,
die aus einer Finsternis von Wolken,
Staub, Rauch und Nebel
hervorgegangen ist.

– So leuchte, mein Freund, aus der Tiefe deines Herzens –

ŚĀRĪRA STHĀNA 5.14

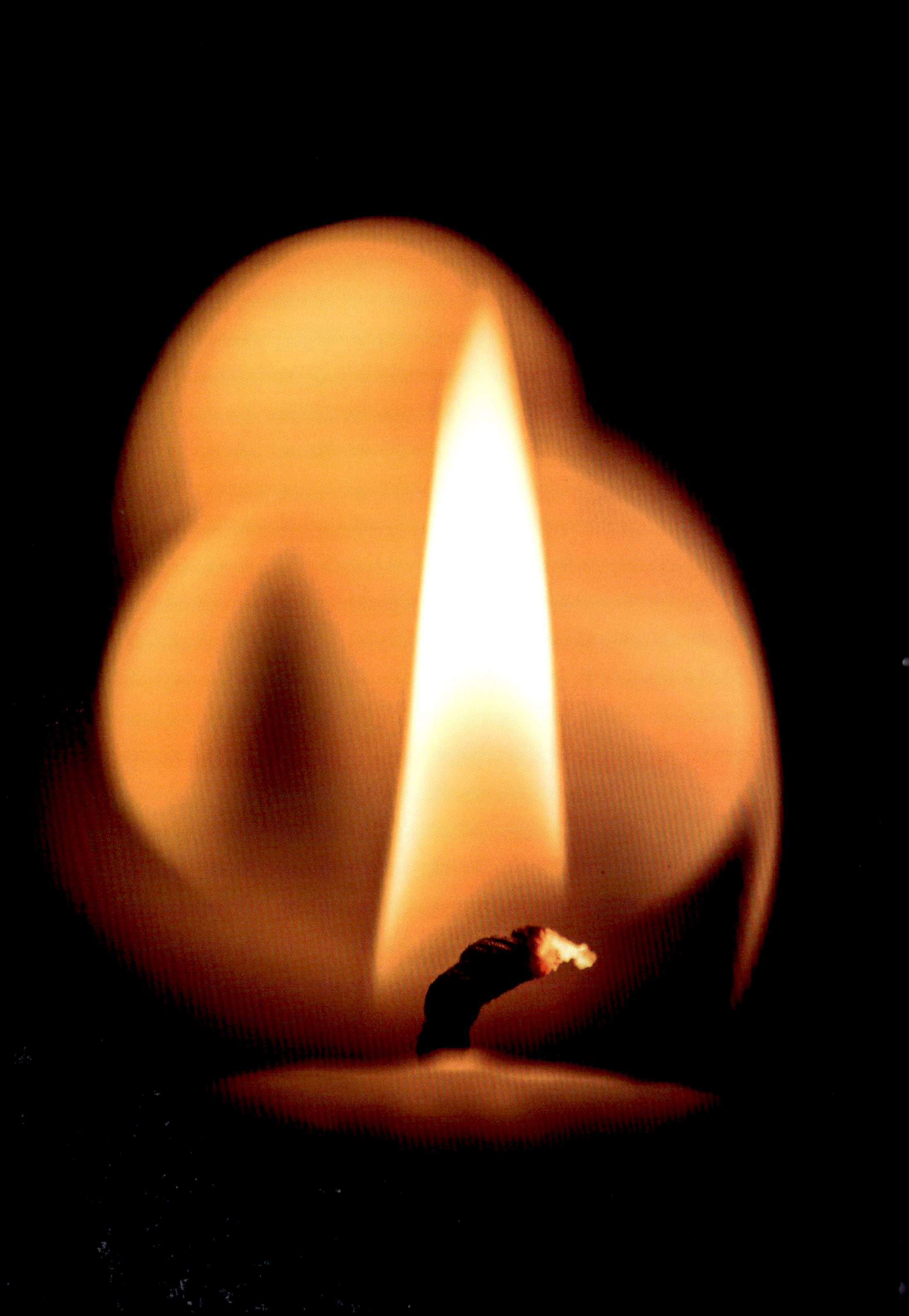

Der Geist,
der sich auf die Seele konzentriert,
wird ruhig, rein und stabil.
Er strahlt – so wie das Licht
einer gleichmäßigen
und hellen Kerzenflamme.

ŚĀRĪRA STHĀNA 5.15

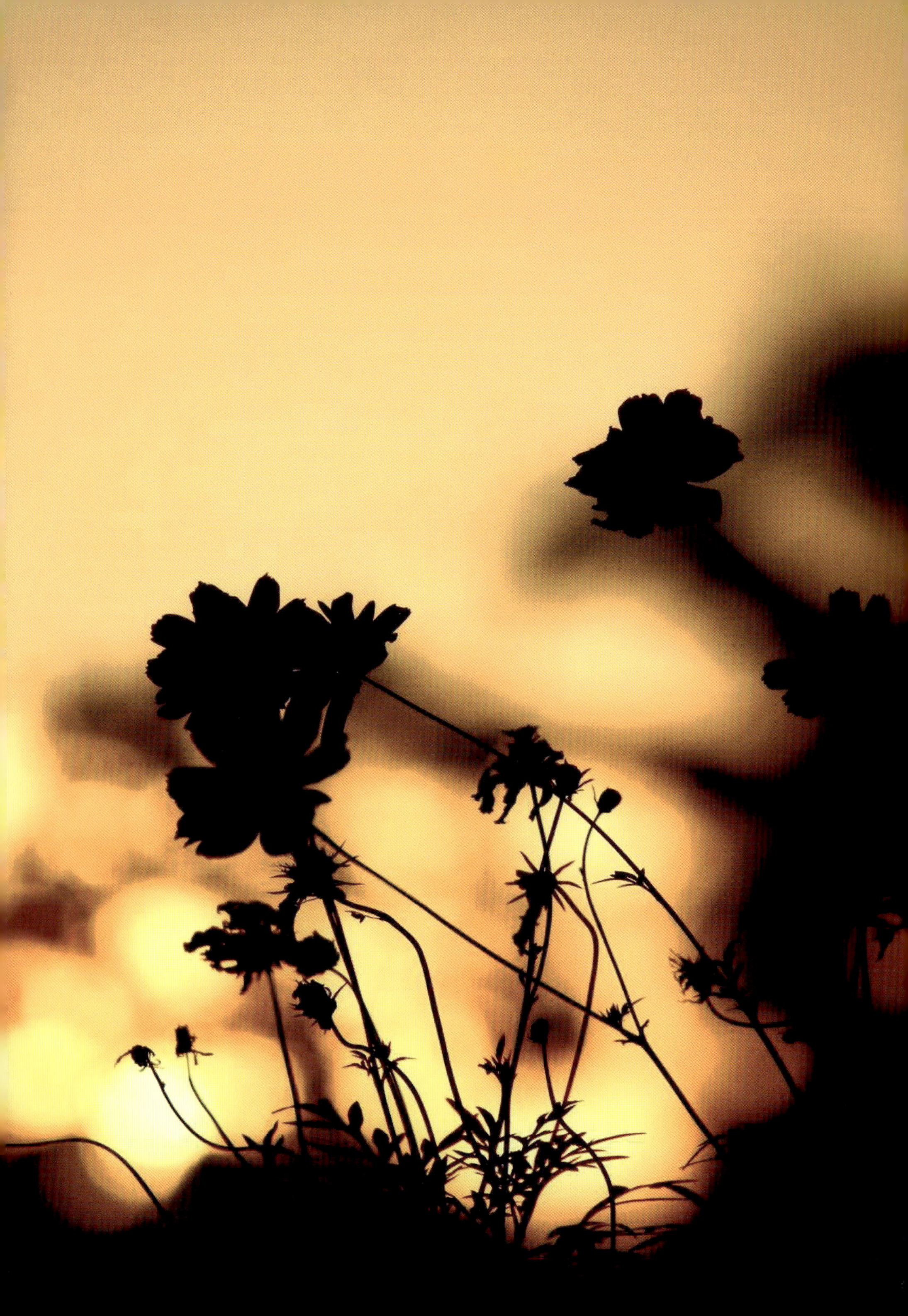

Die reine und ursprüngliche Weisheit,
die einem klaren Geiste entspringt,
vertreibt die dichte Dunkelheit
der Illusion und Unwissenheit.
So erkennst du die wahre Natur der Dinge,
losgelöst von leidvollen Bindungen,
bedingungslos,
von yogischer Kraft durchdrungen,
begründet im vollendeten Wissen.

ŚĀRĪRA STHĀNA 5.16-17

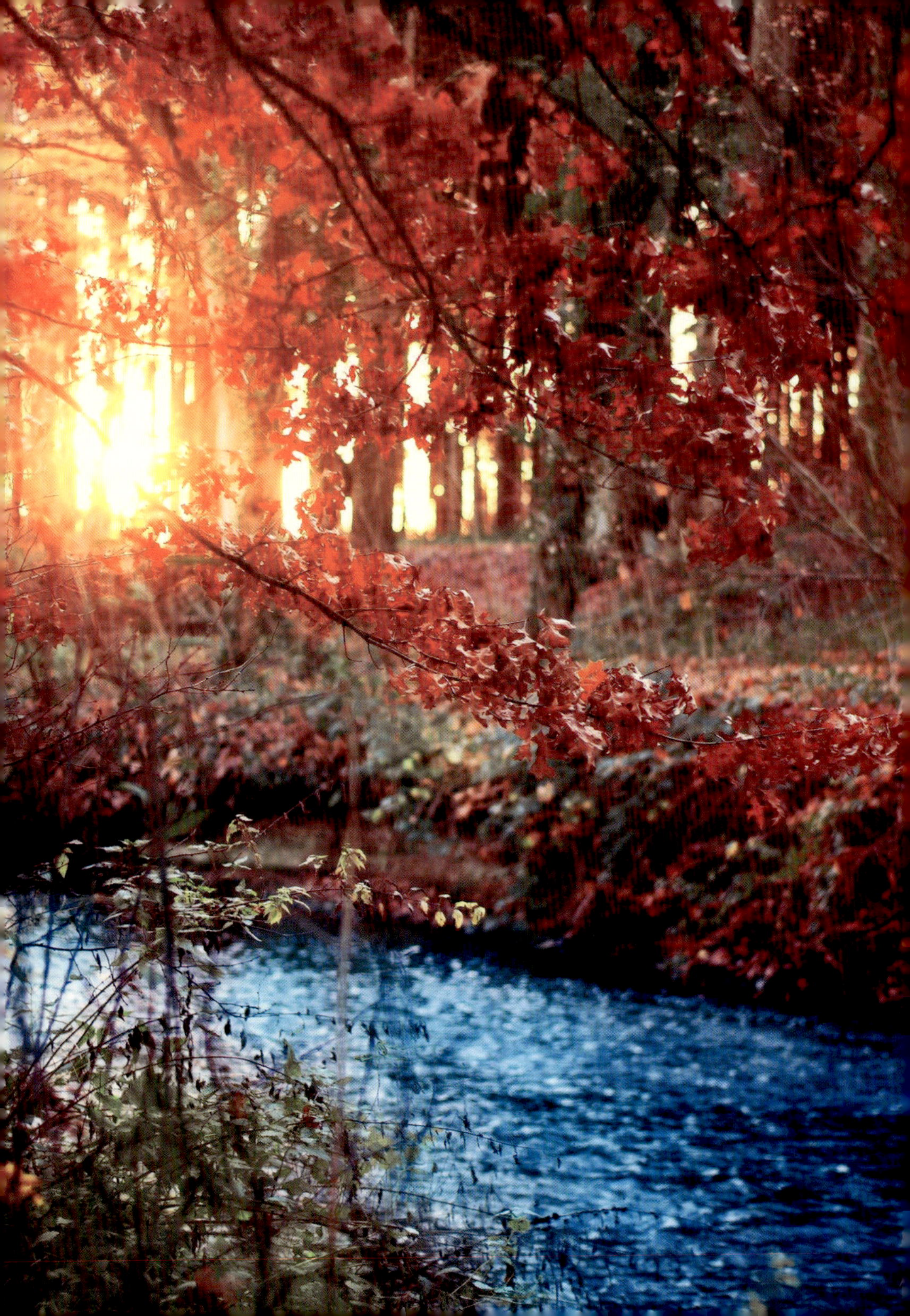

Die Erkenntnis der Einheit
macht den Menschen weise
und befreit ihn von seinem getrübten Selbstbild.
Sie führt zum Loslassen jeder Anhaftung
und zum Ende allen Leidens.

Ein solcher Mensch hält an nichts fest
und vernimmt den Fluss des Lebens
überall und jederzeit.

SARIRA STHĀNA 5.18

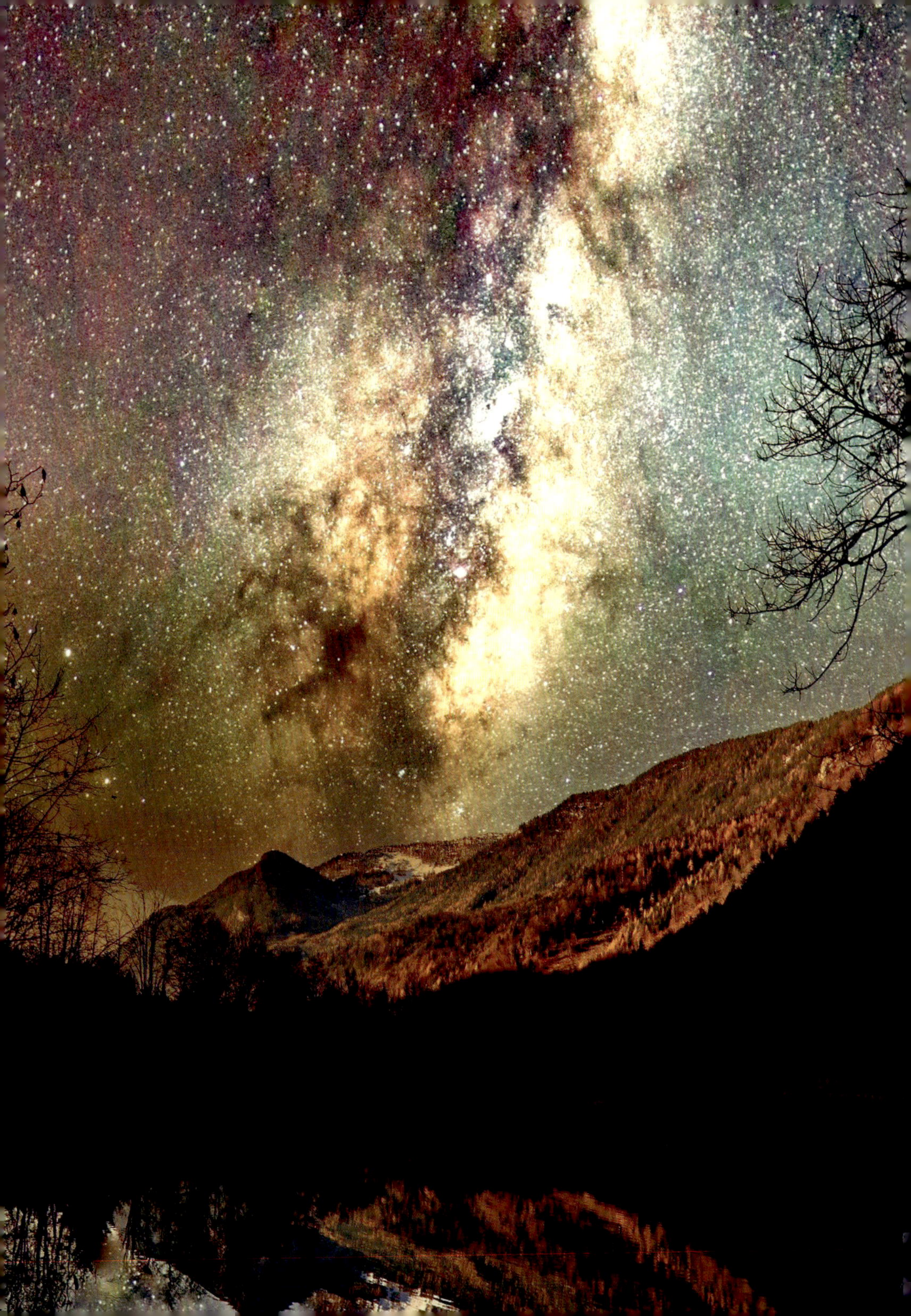

Pure Schöpferkraft,

grenzenlose Weite

und ruhige Beständigkeit

vereinen sich zu einer einzigen Erfahrung

und sind zusammen höchste Weisheit

– auch bekannt als reine Erkenntnis,

wahre Vollendung,

tiefste Intuition,

reine Essenz,

absolute Klarheit

und höchstes Wissen.

ŚĀRĪRA STHĀNA 5.19

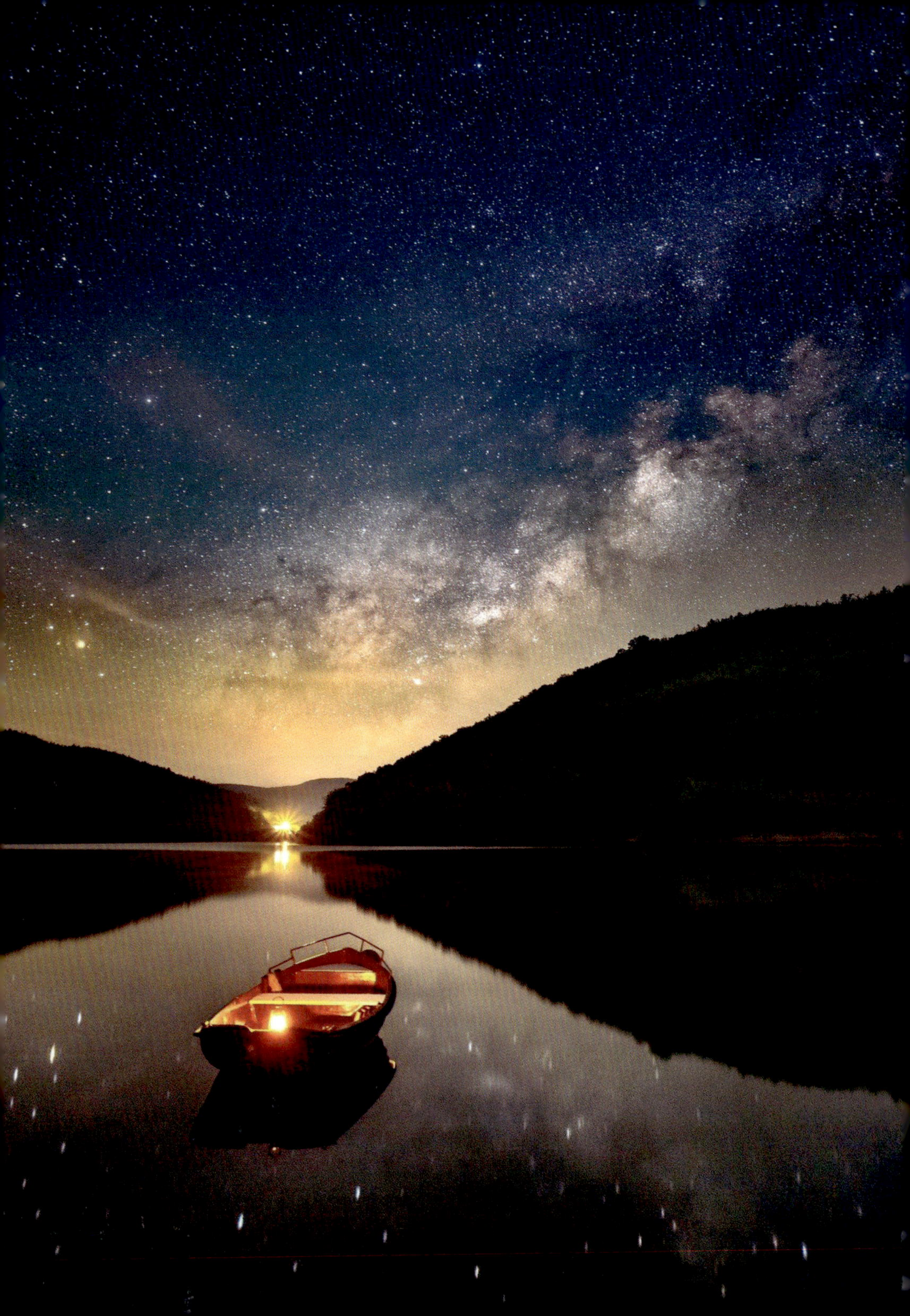

Wenn du

dich selbst als über das gesamte Universum

ausgedehnt wahrnimmst

und umgekehrt dein höchstes Selbst

in allen Dingen erkennst,

besitzt du spirituelles und weltliches Verständnis.

Die Gelassenheit deines Geistes,

die auf dieser Einsicht beruht,

verblasst nie.

ŚĀRĪRA STHĀNA 5.20

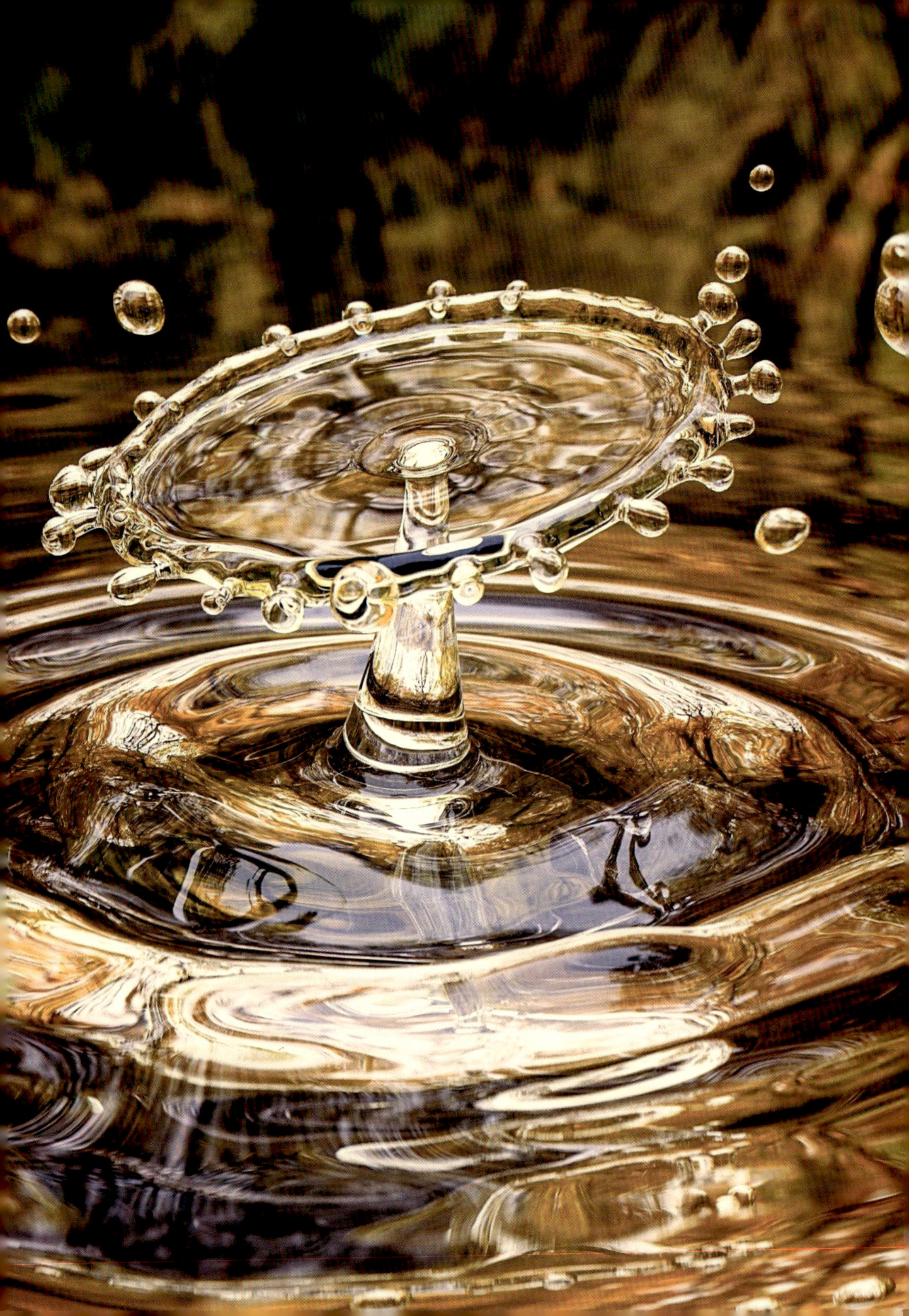

Wenn du die Gegenwart von allem
in jedem Moment erkennst,
wirst du eins mit der Schöpferkraft des Lebens,
der reinen Quelle.
Du entlöst dich der Ursache jedes Leidens
und erfährst reines Glück.

ŚĀRĪRA STHĀNA 5.21

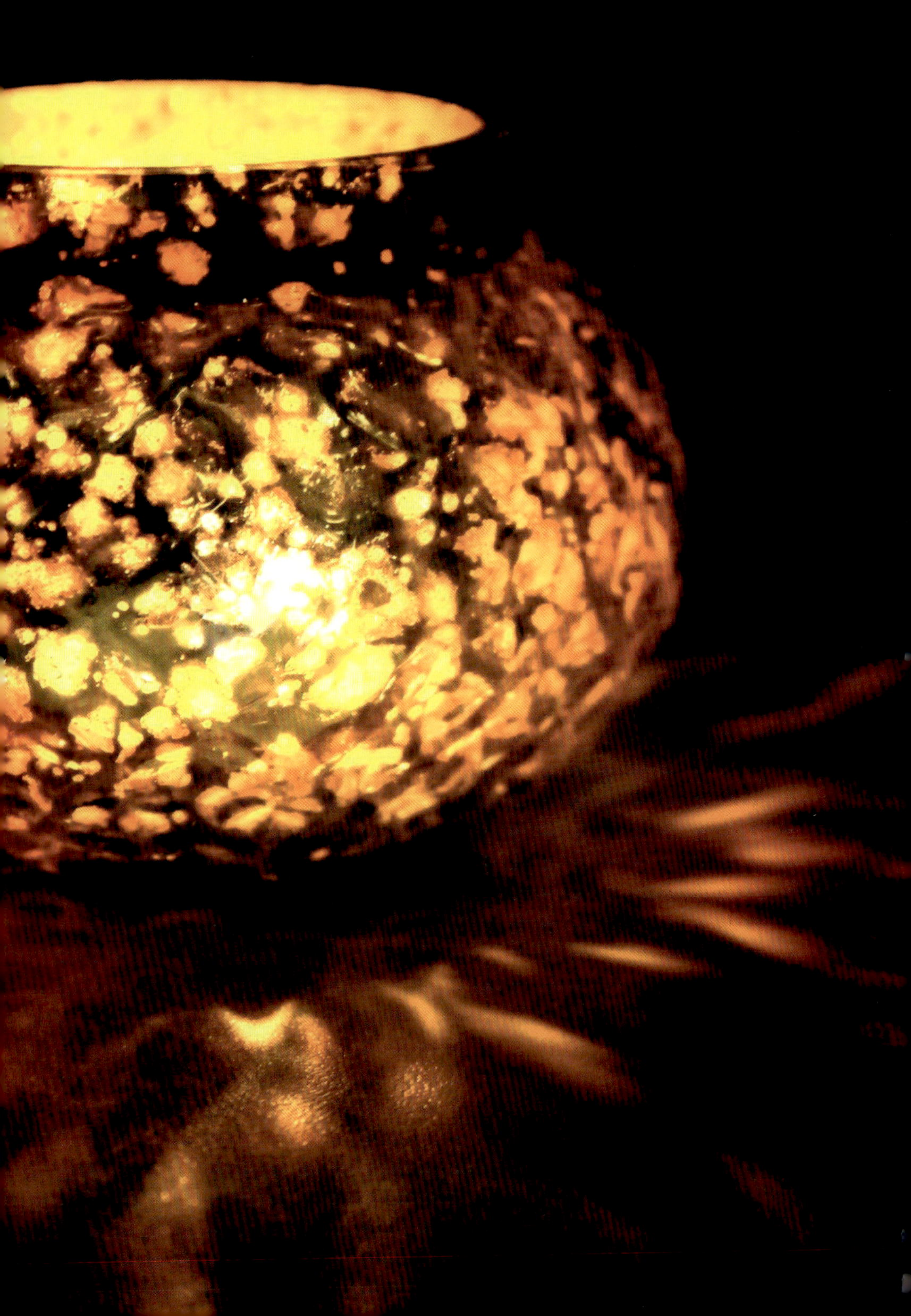

Erkenntniswissen ist jenes Wissen,
das, wenn es von dem reifen Mensch erworben wird,
ihn von jedem Zweifel befreit.
Unvernunft und Unwissenheit
verschwinden im Zustand
der absoluten Ruhe.

ŚĀRĪRA STHĀNA 5.24

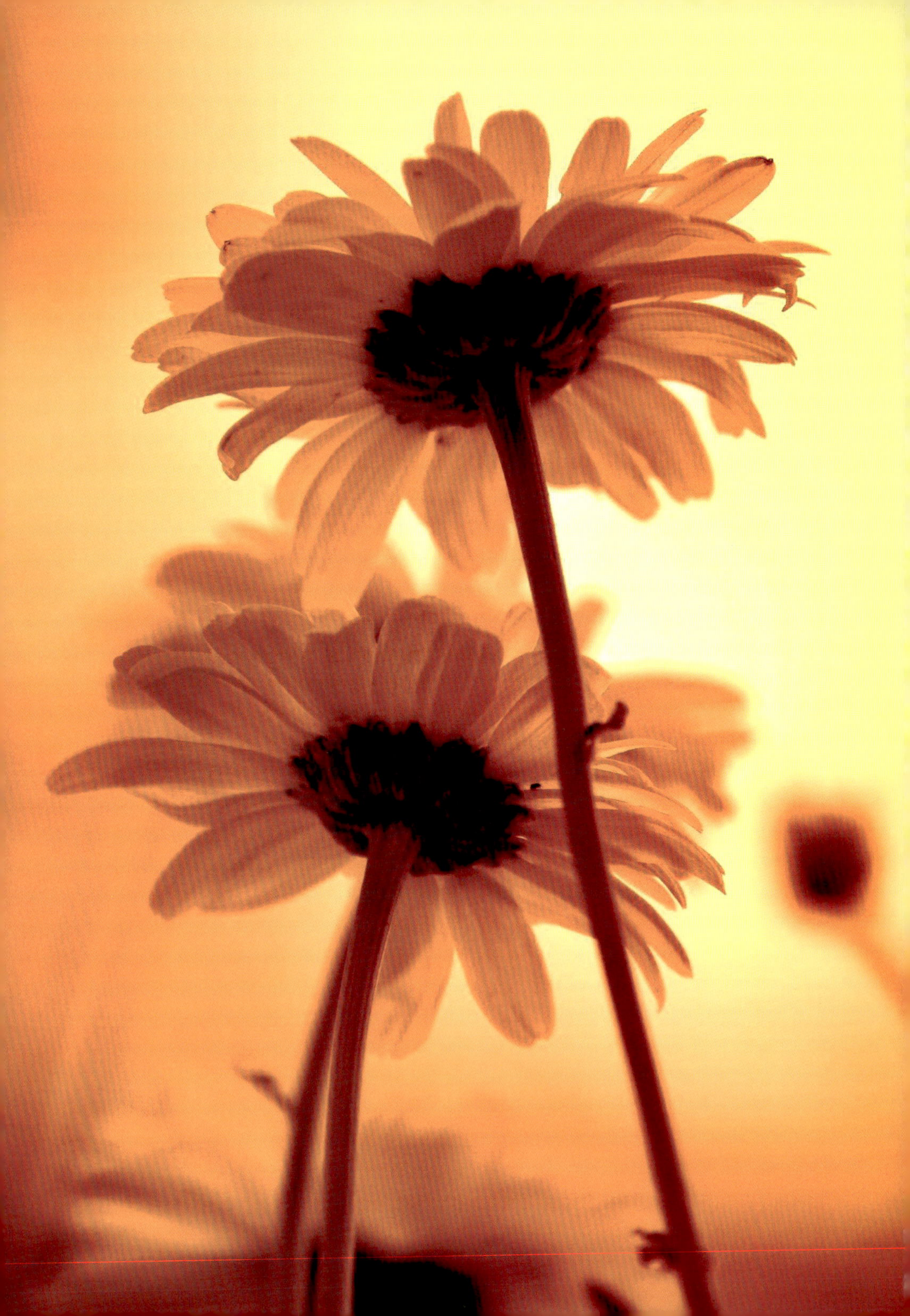

Je mehr du den Menschen
mit all seinen verschiedenen Aspekten,
sowohl des Körpers
als auch des Geistes, verstehst,
desto mehr kannst du
der ganzen Welt Glück bringen.

ŚĀRĪRA STHĀNA 6.19

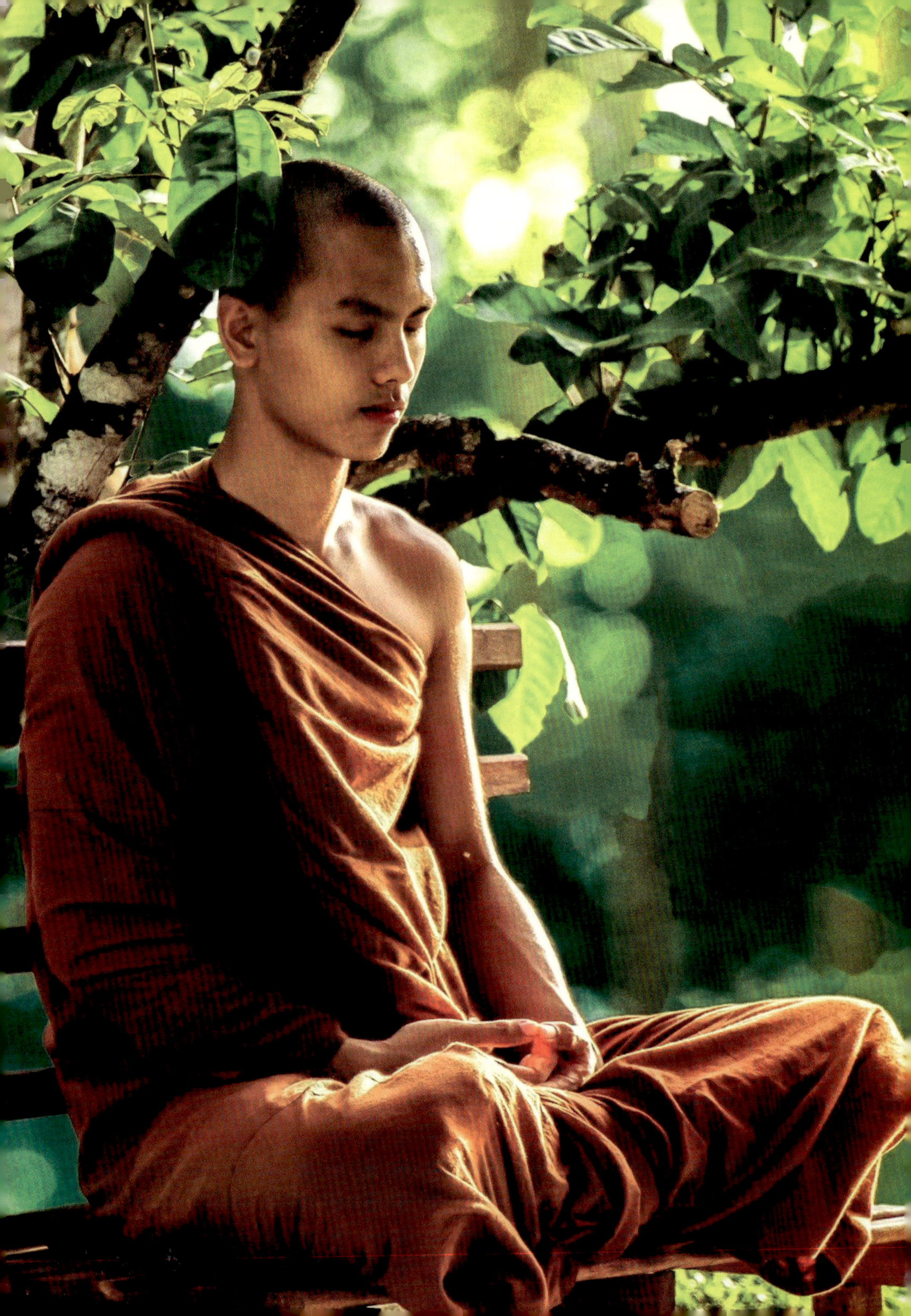

Wenn du als Bewohner deines Körpers
dich von der materiellen Welt losgelöst siehst
und dein Inneres bedingungslos wahrnimmst,
wirst du frei von allen leidvollen Emotionen
und schmerzvollen Bindungen.

– Du beschreitest den Weg der Erleuchtung –

ŚĀRĪRA STHĀNA 7.18

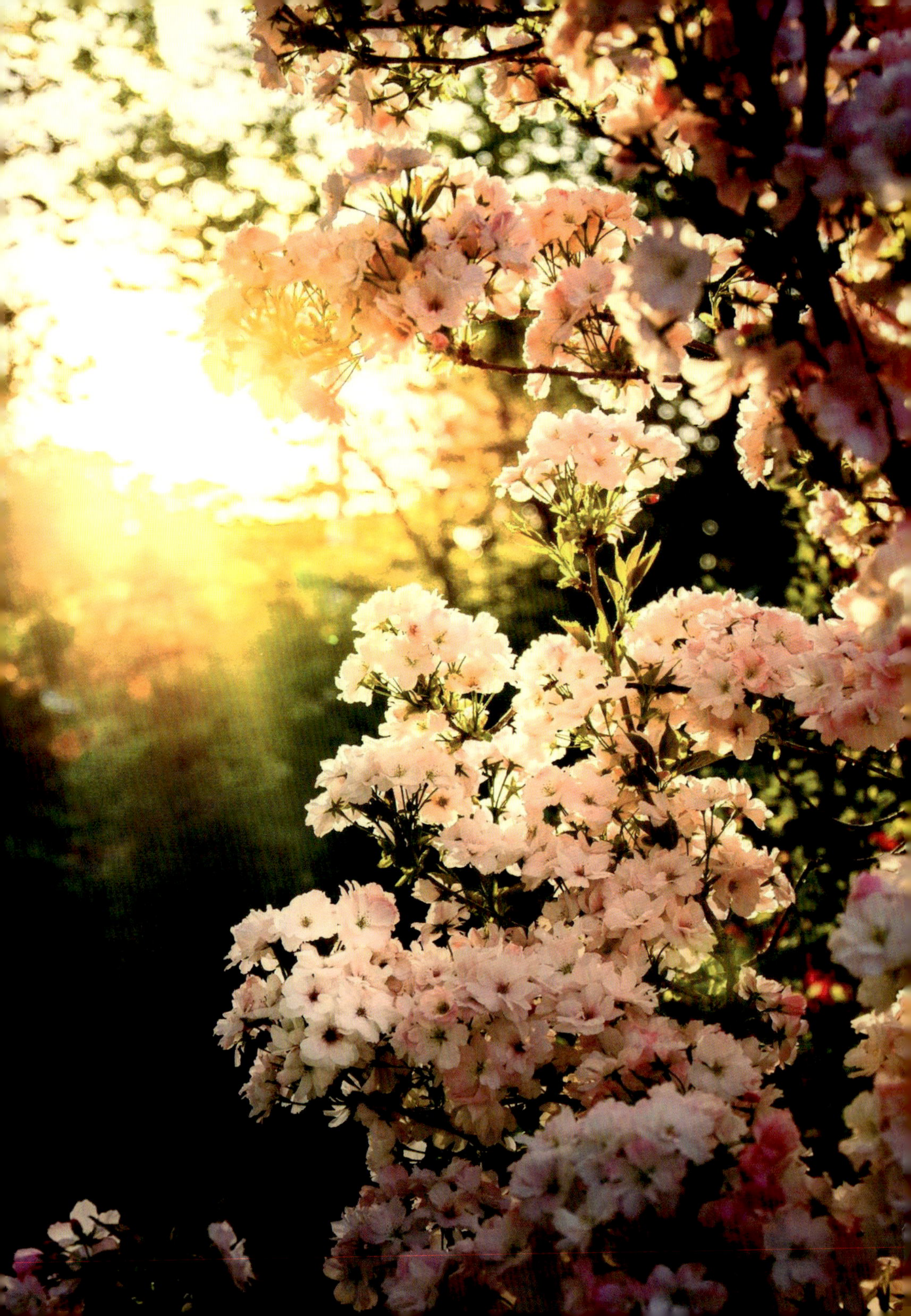

Ein wahrhaft reifer Mensch,
der sich selbst
und seinen Körper kennt,
fällt nicht in das Leid der Unwissenheit.
Die Geheimnisse des Lebens kennend,
wandelt er bedingungslos und unbeirrbar.
Er ist wahrhaft frei
und erfährt dauerhaften,
immerwährenden Frieden.

ŚĀRĪRA STHĀNA 7.20

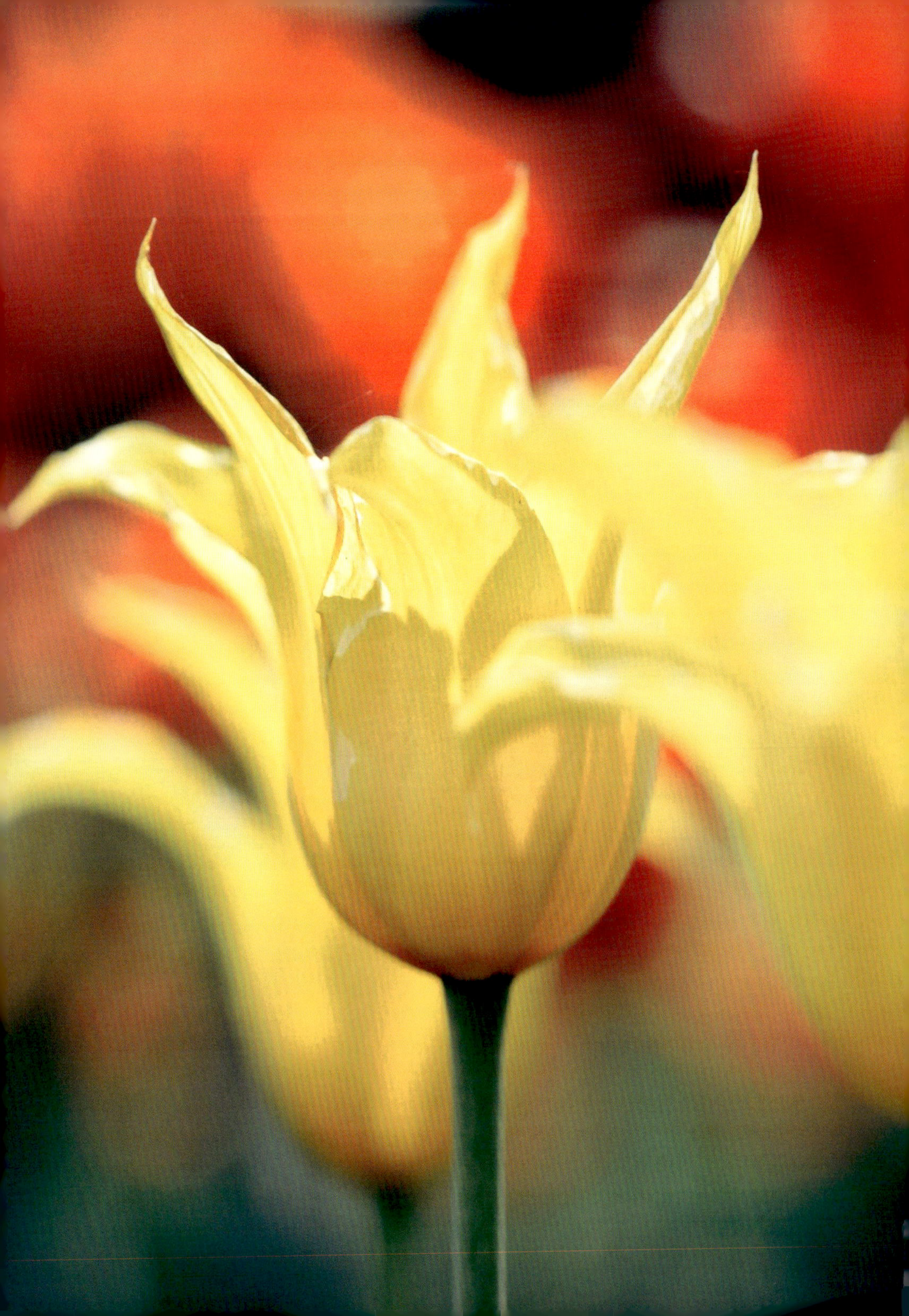

Eine wahrhaftige Medizin
zielt nicht allein auf Krankheitsfreiheit,
sondern fördert zudem Langlebigkeit,
positives Erinnerungsvermögen,
Intelligenz, Jugendlichkeit, Ausstrahlung,
eine klare Stimme, die optimale Körperkraft,
Klarheit der Sinne,
Perfektion im Denken,
Wahrhaftigkeit
und Brillanz.

– Erfahre diese Medizin
und spüre die Vollkommenheit des Lebens –

CIKITSĀ STHĀNA 1:1.7

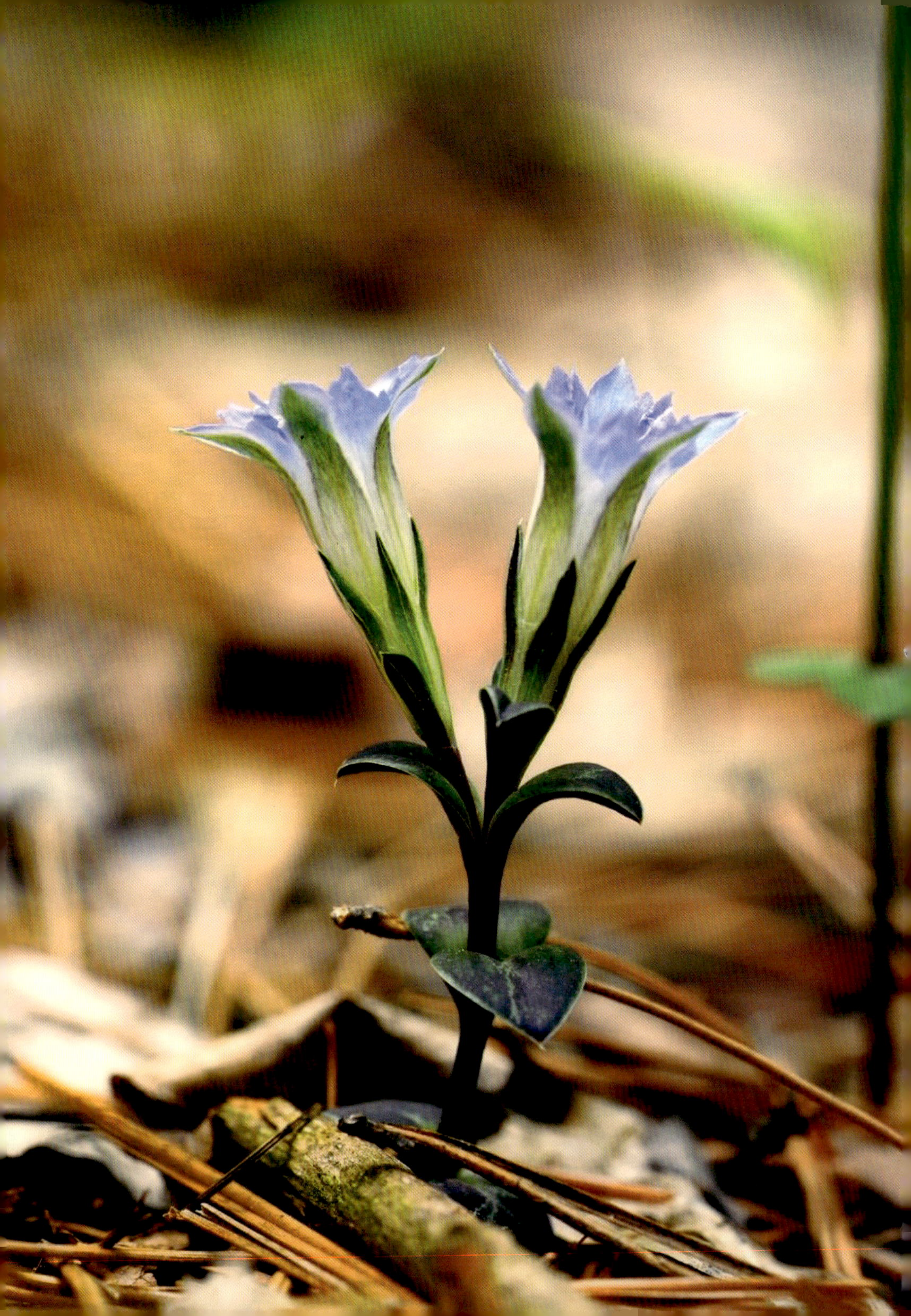

Jener Mensch, der wahrhaftig ist, frei von Ärger,
der sich dem Fleisch und Alkohol enthält,
nicht gewalttätig ist,
entspannt und in sich ruhend ist, regelmäßig meditiert
und seinen Körper rein hält,
der in Nächstenliebe, Demut, Achtsamkeit und Respekt lebt,
liebevoll und mitfühlend ist,
der einen gesunden Schlaf pflegt,
seinen Körper mit hochwertigen Ölen nährt,
der stets das richtige Maß pflegt,
offenherzig, kultiviert, bedingungslos
und mit seinen Sinnen auf die Seele gerichtet ist,
der sich in der Gesellschaft weiser Menschen bewegt,
positiv und selbstbeherrscht nach der Essenz des Wissens strebt
– jener Mensch genießt die größten Vorzüge
von innerer Verjüngung.

CIKITSĀ STHĀNA 1:4. 30-34

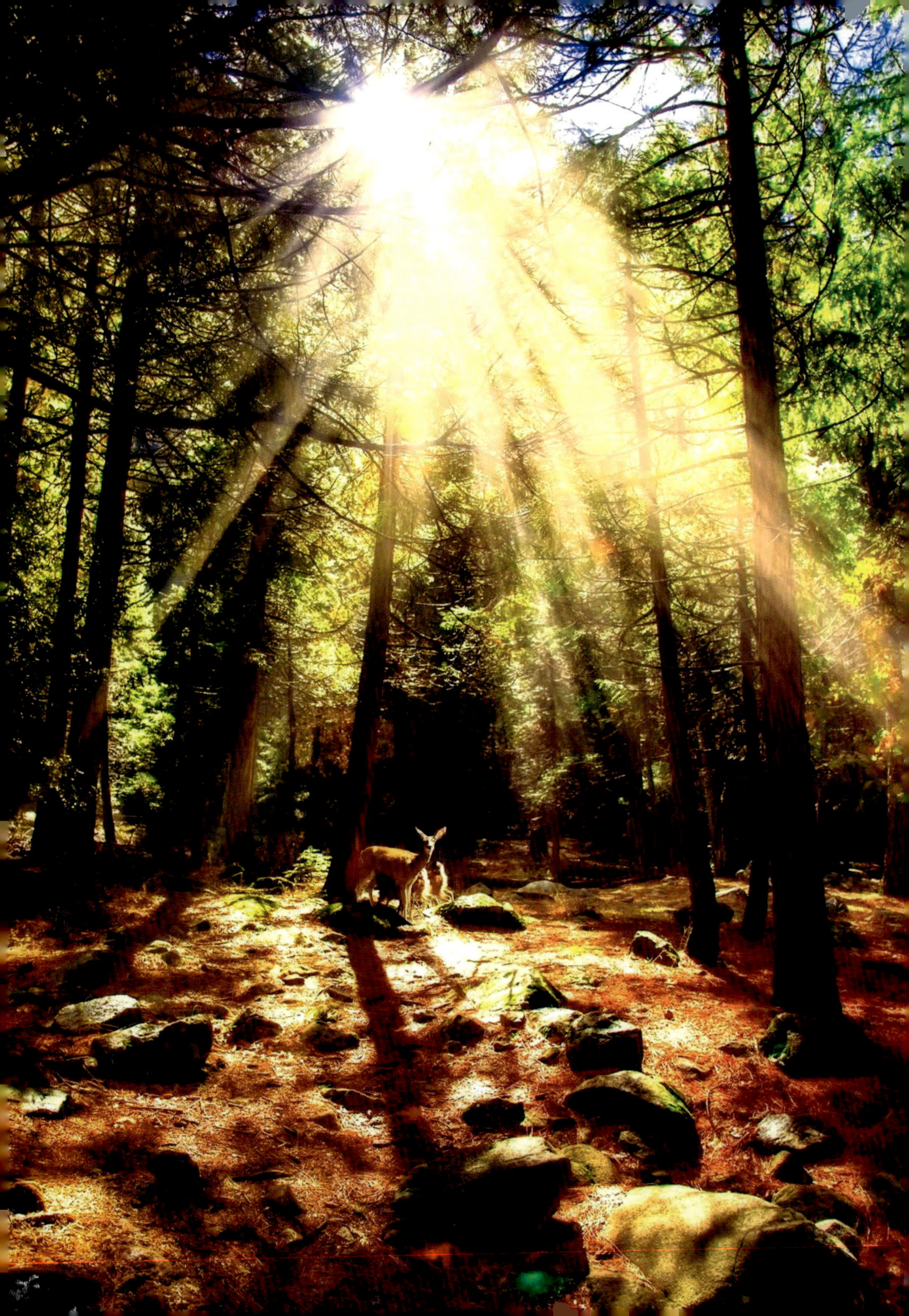

Der heilkundige Mensch,
der als höchstes Gut
Mitgefühl für alle Wesen hat,
erreicht jedes Ziel
und genießt vollkommenes Glück.

CIKITSĀ STHĀNA 1:4.62

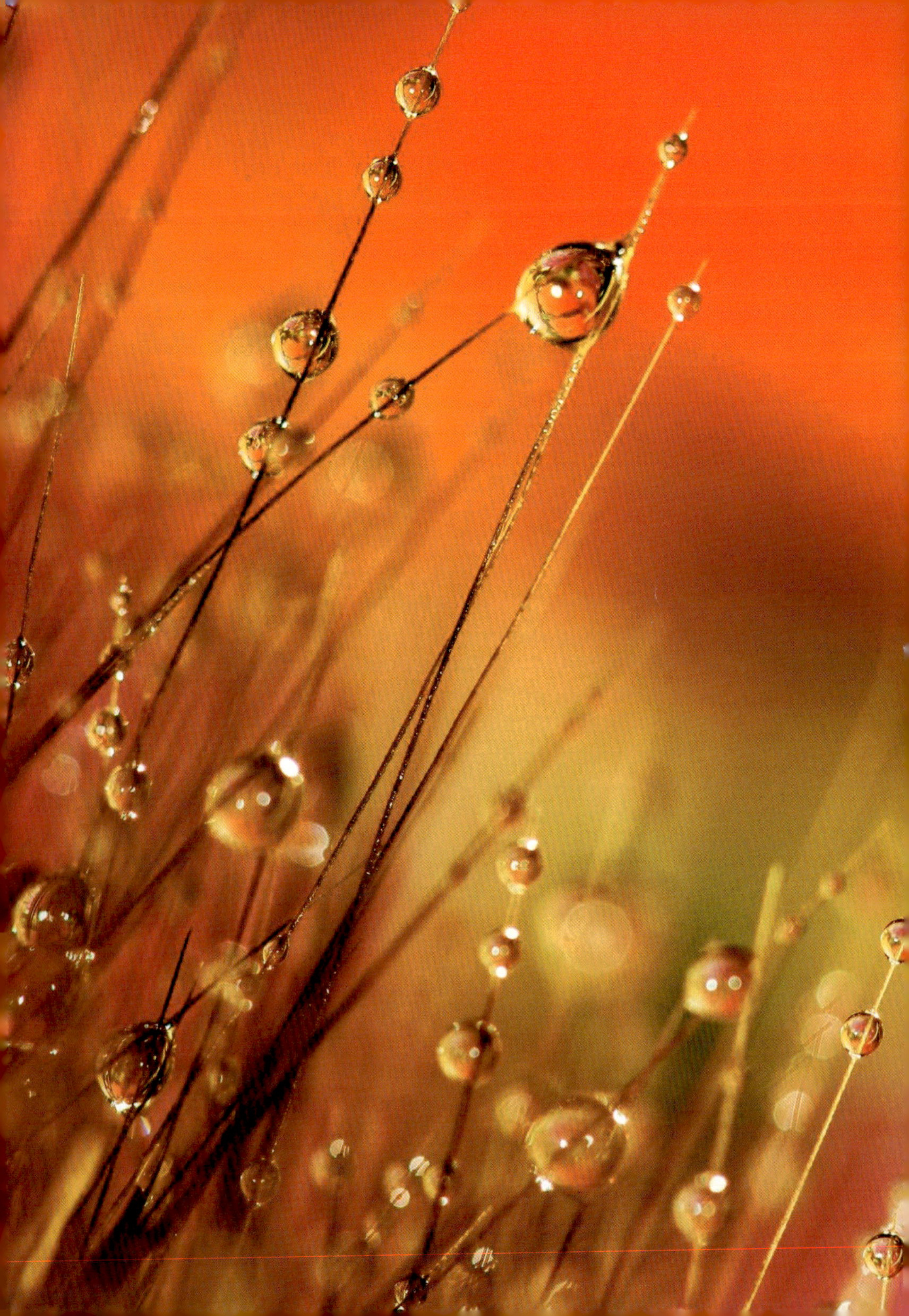

Die Frau ist für den Mann
das Liebenswerteste auf der Welt.

Es ist die Frau, die Fruchtbarkeit in sich trägt.
In der Frau sind Rechtschaffenheit, Reichtum, Glück
und das ganze Universum begründet.
Jene Frau, die gut aussehend ist,
jugendliche Ausstrahlung besitzt,
mit glücksverheißenden Zeichen ausgestattet,
liebenswürdig und geschickt ist,
bewirkt wahre Verjüngung.

CIKITSĀ STHĀNA 2:1.3-7

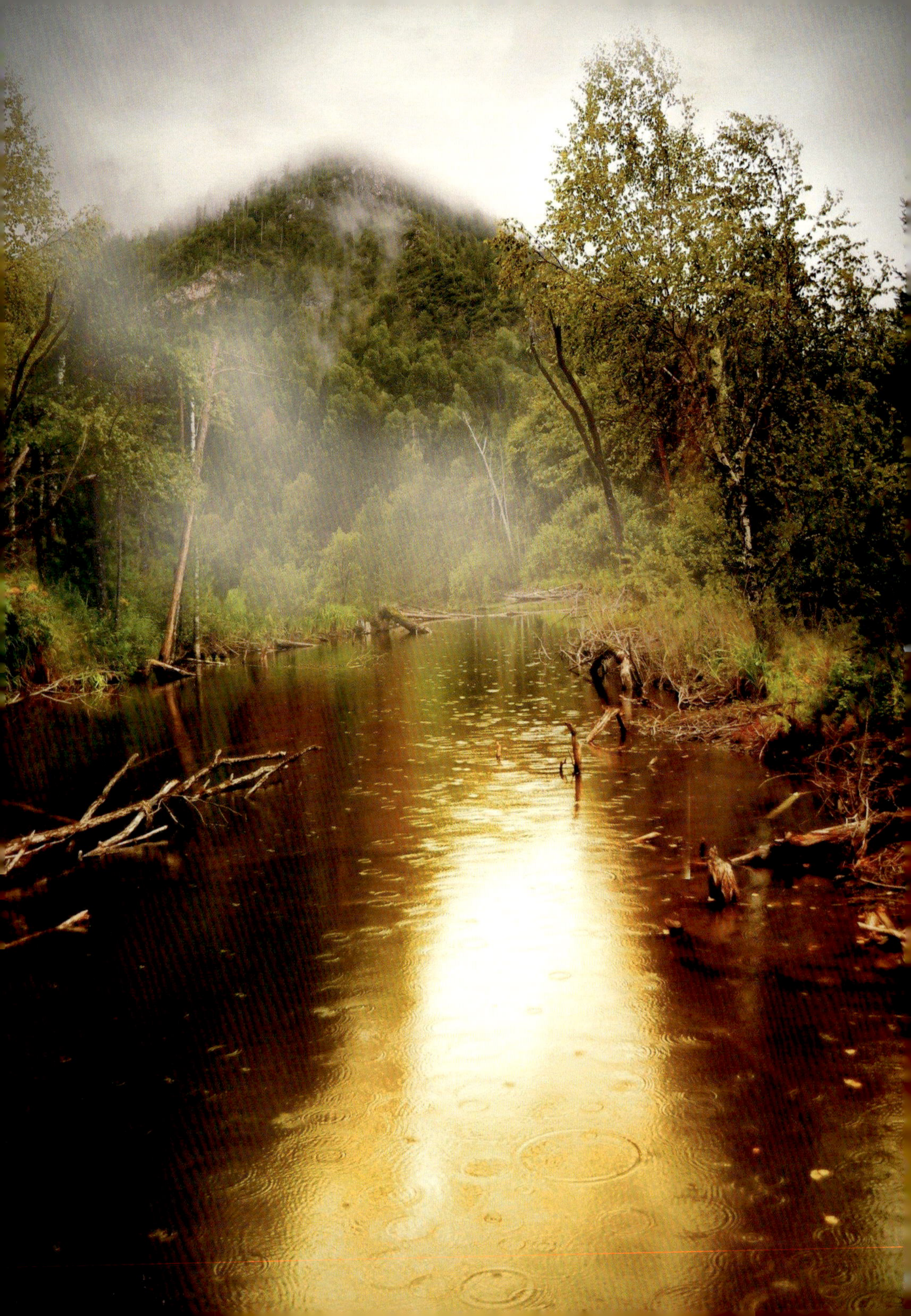

Trüben leidvolle Emotionen
das geistige Wohl,
können sie durch ihre entgegengesetzten Gefühle
befreit werden.

– Anstatt sich im eigenen Leide zu baden,
darf man sich fragen,
wie man sich stattdessen fühlen möchte –

CIKITSĀ STHĀNA 9.86

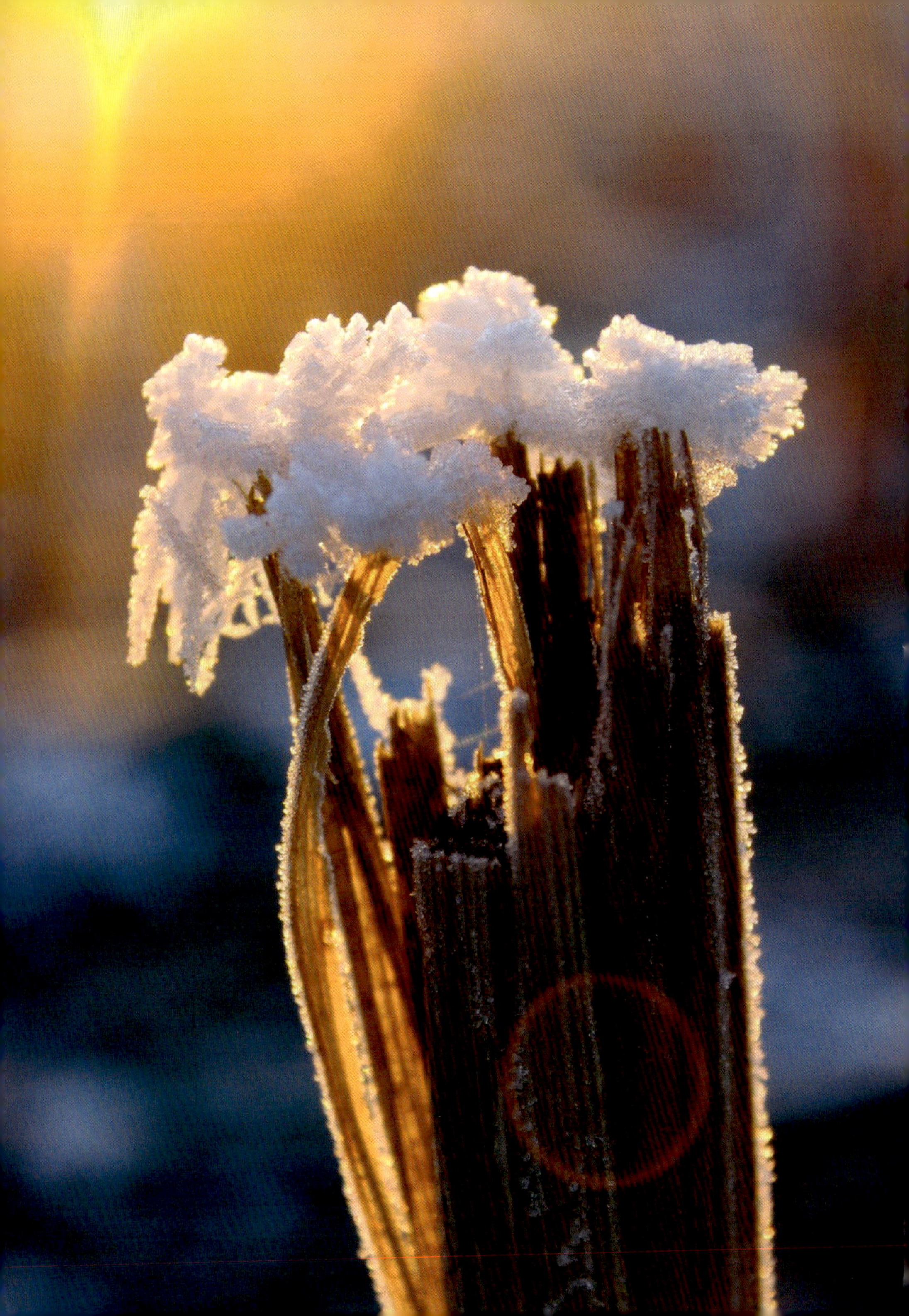

Wenn du geistige Stärke entfaltest,
Fleisch und Alkohol meidest,
dich gesund ernährst,
aufrichtig bist,
dich selbst liebend
die Reinheit von Körper und Geist pflegst,
dann wird der Wahnsinn dieser Welt
dich nie berühren.

CIKITSĀ STHĀNA 9.96

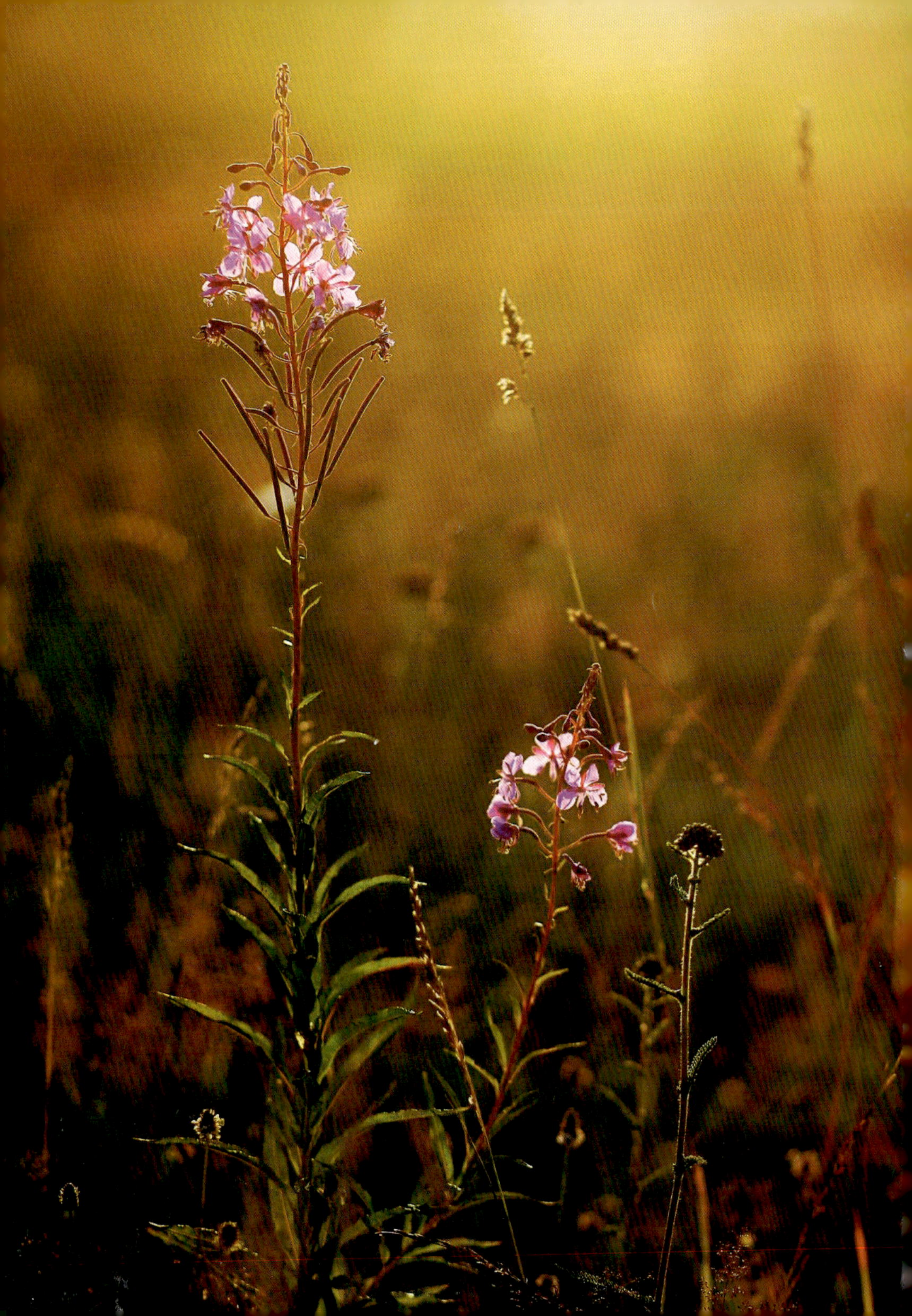

Mit Ayurveda, dem Wissen vom Leben,
erlangst du Langlebigkeit, Gesundheit,
Beliebtheit, Erfüllung, Reichtum, Sinnesgenuss,
höchste Selbstverwirklichung
sowie Erfolg – auch in dieser Welt.

SIDDHI STHĀNA 12.35-36

Nachwort

Wie entstehen Epidemien, die dazu neigen, die ganze Menschheit zu zerstören?

Wodurch werden Luft, Wasser oder Nahrung verunreinigt?

Die Hauptursache für die Verseuchung ist Ungerechtigkeit. Die Missetaten des gegenwärtigen Lebens oder des vergangenen Lebens sind die Ursache für die Verunreinigung des Lebens. Die Quelle dafür ist wiederum das Verblassen der menschlichen Weisheit. Wenn also die Oberhäupter von Ländern, Städten und dem Handel das Volk in unverantwortlicher Weise führen, indem sie den tugendhaften Pfad verlassen, dann weichen auch ihre Offiziere, Dienstkräfte und Untergebenen, die Menschen der Stadt und Gemeinde sowie die Händler von ihren Pflichten ab und propagieren solch ungerechte Taten weiter. Ihre schändlichen Taten führen zwangsläufig dazu, dass die wohlwollenden Taten immer mehr verdrängt werden. Wegen des Verschwindens wohlwollender Taten verlassen nun die guten Naturmächte des Menschen Heimat. Dies führt dazu, dass die Jahreszeiten an diesen Orten beeinträchtigt werden. Es regnet nicht rechtzeitig oder gar nicht, oder es kommt zu anormalem Regen, die Luft weht nicht richtig, das Land ist befallen, die Wasserspeicher trocknen aus, die Kräuter verlieren ihre ursprünglichen Eigenschaften und erleiden Verfall. Als Folge dessen kommen die Menschen durch infektiösen Kontakt oder durch die Aufnahme von verunreinigter Nahrung und schlechtem Wasser ums Leben.

VIMĀNA STHĀNA 3.19-20

Selbst in den frühesten Zeiten resultierten Katastrophen nie aus einem anderen Grund als aus selbstgeschaffener Ungerechtigkeit. [...]

Am Ende des goldenen Zeitalters begannen einige wohlhabende Menschen durch übermäßigen Nahrungsgenuss an Schwere in ihrem Körper zu gewinnen. Sie begannen daraufhin unter Müdigkeit zu leiden. Müdigkeit führte zu Faulheit. Und Faulheit veranlasste sie dazu, Dinge anzuhäufen. Anhäufung führte zur Anhänglichkeit an diese Dinge. Und Anhänglichkeit führte zu Gier. Mit dem Einsetzen des nächsten Zeitalters führte Gier zu Bosheit. Bosheit führte zu Lüge. Und Lüge führte zu Besessenheit, Wut, Eitelkeit, Hass, Grausamkeit, Aggression, Angst, Trauer, Bedrängnis und Ähnlichem. [...]

Tatsächlich wirkte sich diese Verschlechterung auf alle Aspekte des Lebens aus. Es kam zu einer ungewöhnlichen Veränderung des Gleichgewichts natürlicher Kräfte, wodurch in erster Linie die Körper der Lebewesen mit Krankheiten befallen wurden. Die Lebensspanne der Lebewesen verringerte sich immer mehr.

VIMĀNA STHĀNA 3.24-27

Diejenigen, die in ihren früheren Leben keine bleibende Anhaftung entwickelt haben und diejenigen, die nicht dazu bestimmt sind, in einer Katastrophe zu sterben, werden in Zeiten von Epidemien durch die Reinigung des Körpers, die richtige Anwendung von Stärkungstherapien und den gezielten Einsatz von Heilkräutern wahrlich profitieren.

Wahrhaftigkeit, Mitgefühl für alle Wesen, Nächstenliebe, Hingabe, Demut, achtsames Verhalten, Ruhe, vorsorglicher Schutz, das Streben nach dem eigenen Wohl, der Aufenthalt in einer natürlichen Umgebung, die Berufung auf Menschen, die in reiner Liebe sind, der konstruktive Wissensaustausch, die stetige Verbindung zu den rechtschaffenden Menschen, den Wohlwollenden und den von weisen Menschen anerkannten Experten – all dies schützt das Leben. Daher wird dies als "Medizin" in dieser schweren Zeit bezeichnet.

VIMĀNA STHĀNA 3.12-18

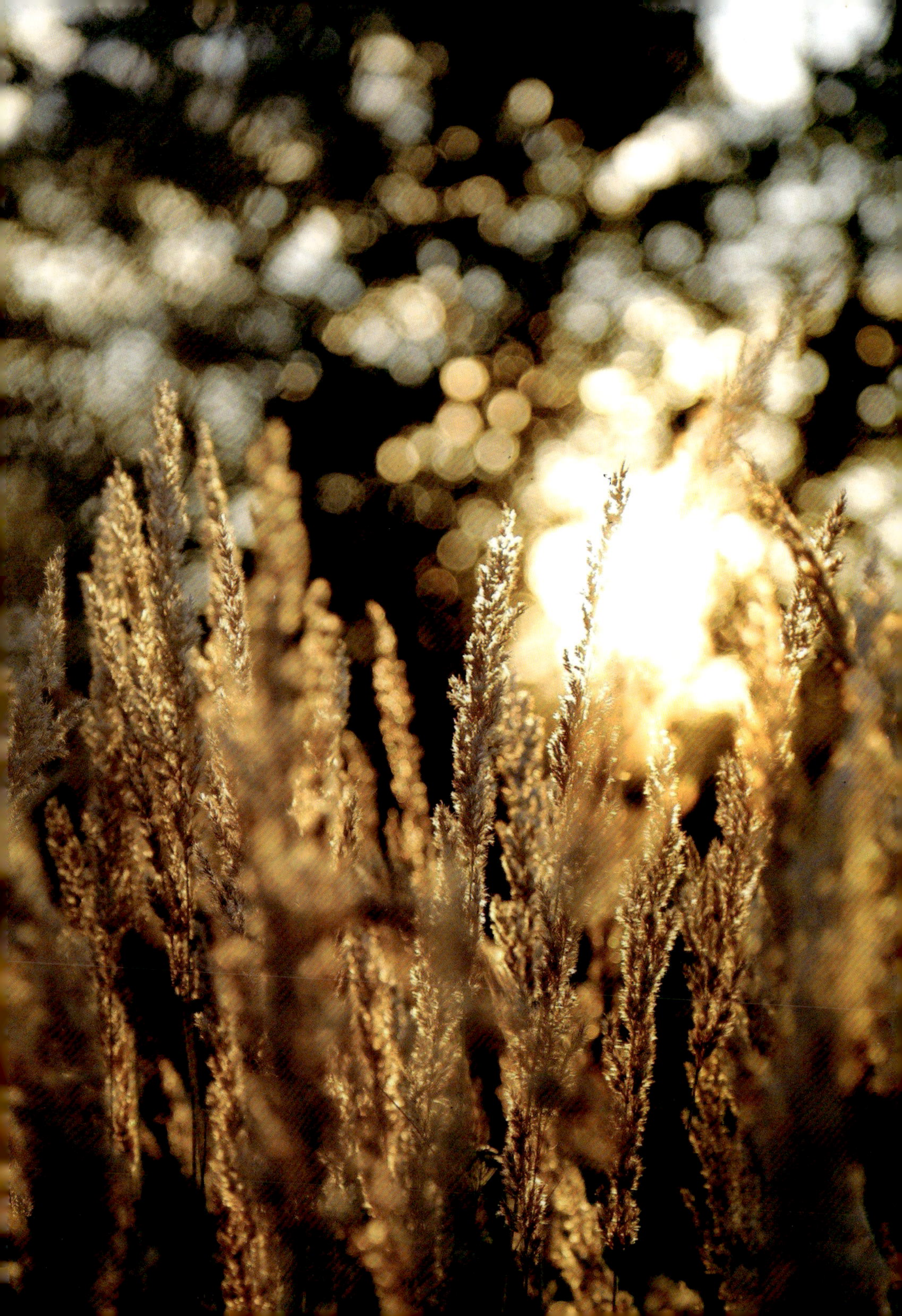

Für ein fantastisches Lebensgefühl.

Für dich!